陶土

平衡火罐疗法

林梅 杨匡洋 ◎主编

全国百佳图书出版单位
中国中医药出版社
·北京·

U0674365

图书在版编目（CIP）数据

陶土平衡火罐疗法 / 林梅，杨匡洋主编 . -- 北京：
中国中医药出版社，2025. 3
ISBN 978-7-5132-9389-1

Ⅰ. R244.3

中国国家版本馆 CIP 数据核字第 2025D7N621 号

中国中医药出版社出版

北京经济技术开发区科创十三街 31 号院二区 8 号楼
邮政编码　100176
传真　010-64405721
河北省武强县画业有限责任公司印刷
各地新华书店经销

开本 710×1000　1/16　印张 15.75　字数 240 千字
2025 年 3 月第 1 版　2025 年 3 月第 1 次印刷
书号　ISBN 978 - 7 - 5132 - 9389 - 1

定价　78.00 元
网址　www.cptcm.com

服 务 热 线　010-64405510
购 书 热 线　010-89535836
维 权 打 假　010-64405753

微信服务号　zgzyycbs
微商城网址　https://kdt.im/LIdUGr
官 方 微 博　http://e.weibo.com/cptcm
天猫旗舰店网址　https://zgzyycbs.tmall.com

如有印装质量问题请与本社出版部联系（010-64405510）

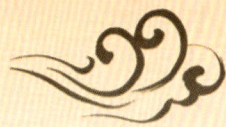

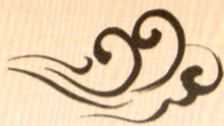

张 序

拔罐疗法作为中国传统医学的瑰宝之一，历史源远流长。其应用广泛、疗效确切，深受人民群众喜爱，发展至今，已成为一种重要的中医外治法。平衡火罐疗法是一种融合"平衡理论"发展出来的治疗方法。该疗法以阴阳学说为基础、经络血脉为途径、自身平衡为核心，同时配合闪罐、揉罐、推罐、抖罐、留罐5种手法作用于人体，是一种非药物治疗的自然平衡疗法。

2023年9月，在中华护理学会举办的中医护理治疗专科护士培训班上，我有缘认识了佛山市中医院的林梅主任护师，对其汇报的"陶土平衡火罐疗法治疗膝痹合并泄泻案例"印象深刻。后续我与林梅关于该疗法探讨得十分投契，尤其是她"五脏六腑之俞皆在背部，背不通则脏腑不调，犹如春耕秋收，土不松则草木不生"的独到见解，以及她将中医经络腧穴理论与西医解剖理论结合提出的"点线面"理论让人惊叹。林梅能将中西医理论与火罐技法融会贯通，灵活运用于骨伤科、内科、外科等各科疾病，正如外治法大家吴师机所言："外治之理，即内治之理，外治之药，亦即内治之药，所异者，法耳。"

《陶土平衡火罐疗法》一书共有5章，归纳了陶土罐的研发设计、历史渊源，以及陶土平衡火罐疗法的基础理论、操作规范、推广应用、临床案例等方面的内容，理论丰富，内容翔实，阐述清晰，图文并茂。本书诸多章节观点独特创新，实乃学习陶土平衡火罐技术及其疗法不可或缺的佳作。

谨此数言，以飨读者，并致祝贺！

中华护理学会第二十八届理事会副理事长

中华中医药学会护理分会主任委员

2024 年 12 月 13 日于北京

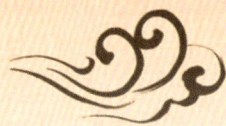

目　录

附　录

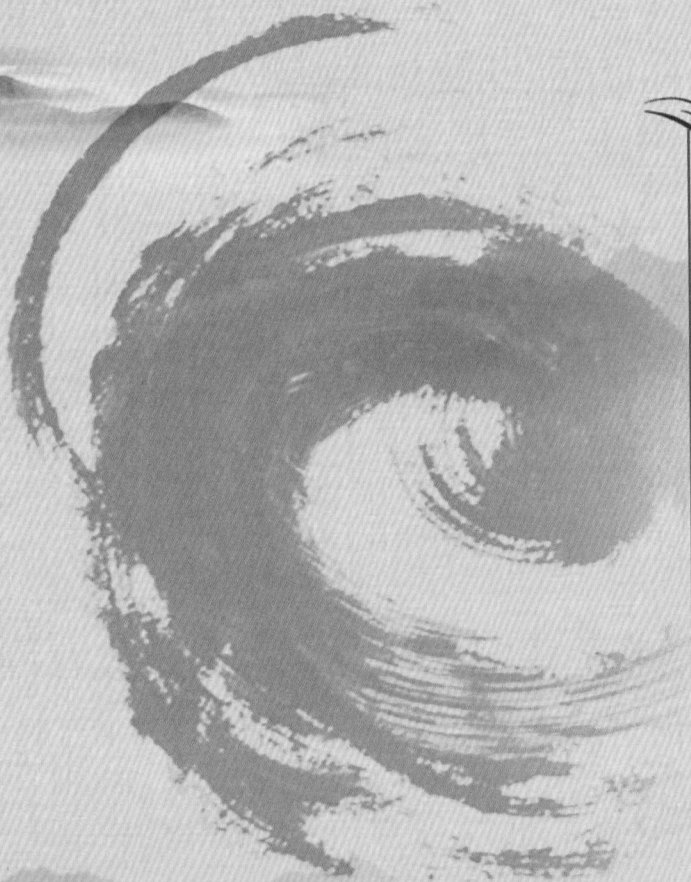

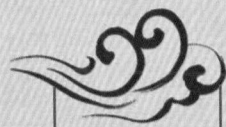

基础理论篇

第一章　拔罐疗法的历史沿革及陶土罐的研发

一、拔罐疗法的历史沿革

拔罐疗法，是起源于中国民间的古老疗法，历史悠久且流传广泛，其利用特定器具保健防病并治疗疾病。拔罐疗法应用广泛，临床疗效确切，深受人民群众喜爱，发展至今，已经成为一种重要的中医外治方法。

拔罐疗法古称"角法""吸筒法"。关于角法的文字记载最早可以追溯到先秦时期，1973 年在马王堆汉墓出土的帛书《五十二病方》中便有言："牡痔居窍旁，大者如枣，小者如枣核者方：以小角角之，如熟二斗米顷，而张角，系以小绳，剖以刀，其中有如兔，若有坚血如扬末而出者，即已。"其中详细描述了用"角法"治疗"牡痔"的操作流程，包括器具选择、操作方法、吸附时间、器具取法、愈合表现等。"小角"是指牛、羊、鹿等头上的角；"如熟二斗米顷"是说操作方法和吸附时间，用水煮角法（煮热角法）吸拔，吸拔时间则大概像煮熟二斗米的时间一样长；"张角"则是经过上述时间后，角内已形成负压，取罐时用一定的力将小角拔下来。晋代葛洪《肘后备急方》中则有以牛角制罐，作为外科吸脓血之用的记载，故称拔罐疗法为"角法"和"吸筒法"。

隋唐时期开始出现用削制加工的竹罐来代替角罐，以水煮竹罐吸拔法为主。王焘的《外台秘要》记载："取三指大青竹筒，长寸半，一头留节，无节头削令薄似剑，煮此筒子数沸，及热出筒，笼墨点处，按之良久……数数如此角之，令恶物出尽，乃即除，当目明身轻也。"这便是关于水煮罐吸拔法的记录。宋元时期，由于竹罐取材广泛，价廉易得，且质地轻巧、吸拔力强，因此竹罐完全取代了角罐。而在应用方面，人们在水煮竹罐的基础之上发展出最早的药煮竹罐，进一步提升了疗效。

清代陶瓷技术逐渐成熟，随之出现了瓷罐，吸拔方法也由水煮法改为火力排气法。赵学敏的《本草纲目拾遗》中首次出现了"火罐"一词，并沿用至今。

拔罐疗法在欧洲、中东地区亦有记录，并且一直被广泛使用。在埃及，成书于公元前 1550 年左右的埃伯斯古医籍《埃伯斯纸草》（*Ebers Papyrus*）中就有将热罐置于皮肤表面以促进血液循环的记载。早在 2400 多年前，古希腊学家希罗多德（Herodotus，公元前 484—前 425 年）曾记载了古埃及医生用干罐及湿罐疗法治疗疾病。而希波克拉底（Hippocrates，公元前 460—前 377 年）在其著作中也对拔罐的操作及其治疗作用有详细描述。中东地区同样有运用拔罐疗法的记录，阿拉伯著名医生阿维森纳（Avicenna，公元 980—1037 年）的著作《医典》就是波斯医学研究放血拔罐（Hijamat）最早的资料。目前，拔罐疗法是德国、捷克、乌克兰、英国、荷兰等国家的补充和替代疗法，以真空拔罐和放血拔罐最为常用。

近代以来，随着材料和技术的不断创新，出现了诸如玻璃罐、真空抽气罐、电罐、橡胶罐、间歇式拔罐装置、多功能振动按摩拔罐器、陶土罐等多种新型罐具。同时，拔罐疗法治疗疾病的范围从外科扩大到内科、骨科、儿科、妇产科、皮肤科等多个领域。大量文献报道，拔罐疗法在治疗咳嗽、腹泻、失眠、肩颈腰背疼痛、膝骨关节炎、尿潴留、慢性伤口、月经失调、荨麻疹、带状疱疹等方面效果显著。

拔罐疗法历史悠久，在国内外应用广泛，是世界各国人民与疾病长期斗争的过程中积累的宝贵财富。今天，我们仍然能从拔罐疗法中清晰地看到古人智慧的光芒。

二、陶土罐研发思路

平衡火罐疗法是拔罐疗法的一种，是以中医理论为基础，将经络作为气血津液运行的通路，运用不同拔罐手法（闪罐、揉罐、推罐、抖罐、留罐），温经通络、祛邪外出、激发阳气、调和脏腑，以平衡自身阴阳为核心，实现治疗疾病的目的。于西医理论而言，平衡火罐疗法能够充分带动背部肌群的被动运动，改善腰背肌肉、肌腱、韧带等软组织的紧张度，松解肌肉结节，促进局部的血液循环，使痉挛组织得到有效放松，脊柱外源性稳定系统得到强化。

目前，平衡火罐疗法多以玻璃罐为操作工具。平衡火罐疗法融合了多种操作手法，在反复操作时，由于玻璃罐罐体透热性强、罐底温度高，操作者不易把握，患者容易被罐口烫伤。在揉罐过程中，由于传统玻璃罐瓶颈短，因此操作者抓持玻璃罐瓶颈容易造成虎口过度伸张，反复长期抓持容易诱发腱鞘炎、腕管综合征等疾病，导致职业劳损。罐顶设置的尾环底座，使操作者不易控制按压力度，加之患者局部受压不均匀，达不到应有的治疗效果。在推罐、抖罐及留罐时，由于传统玻璃罐罐口边缘太薄，接触面太少，导致患者疼痛感明显。玻璃罐四周光滑，操作者不易掌控，易滑脱打碎。

考虑到玻璃罐材质及设计的问题，由佛山市中医院林梅主任护师带领的护理团队萌发了改善罐体材质及罐体设计的想法。佛山作为陶瓷之都，素有"南国陶都"的美誉。因此，林梅主任护师尝试将中医文化与地域文化相结合，利用陶土作为罐体材料，改善原有设计的不足之处，做成一套适合平衡火罐疗法不同手法使用的陶土罐（图1-0-1）。通过更改罐体材质及罐体设计，陶土罐不仅美观且亲肤，还提高了临床疗效及患者舒适度，成为具有地方特色的中医治疗方法。

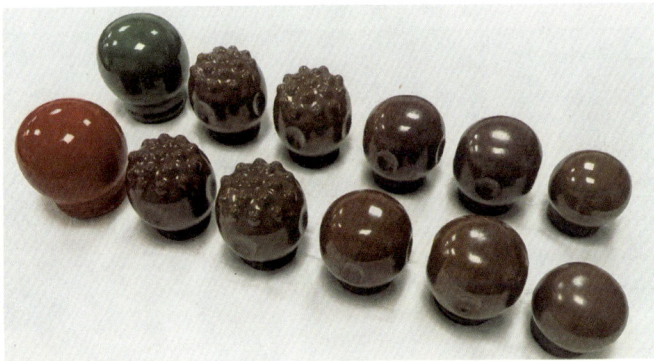

图 1-0-1 陶土罐

三、陶土罐结构设计与亮点

为解决原有技术上的问题，林梅主任护师护理团队设计了一组陶土拔火罐（均获国家实用新型专利）。这种陶土罐更适用于平衡火罐疗法，两者融合形成陶土平衡火罐疗法，经临床应用，效果良好。陶土平衡火罐疗法具有温经通络、祛邪外出、平衡阴阳、调和脏腑的作用。该疗法通过闪罐、揉罐、推罐、抖罐、留罐5种操作手法，将体内瘀血、热毒、湿邪等病邪排出体外，以达到治疗疾病的目的，对筋骨病、慢性疲劳综合征、急性盘源性腰痛、腰椎间盘突出症、肩周炎、湿疹、暗疮、失眠等有明显疗效，在临床应用广泛。

（一）设计与结构

陶土罐选用陶土作为原材料烧制而成，共有4种不同规格，分别为第1种规格（称为大号罐）、第2种规格（称为罐底带齿突的中号罐）、第3种规格（称为中号罐）和第4种规格（称为小号罐）。每个规格的陶土罐外表面（含罐口接触皮肤面）采用陶土色釉面材料，罐壁厚5mm，具体设计如下。

大号罐：罐体设计成两种颜色，以"旭日"和"碧月"系列对应红、绿两个色系，日月对应阴阳，刚柔相当，体现中医阴阳平衡和佛山功夫刚柔并济的意蕴。球形罐体外直径100mm，圆形罐口内直径55mm。（图1-0-2）

罐底带齿突的中号罐：球形罐体外直径85mm，圆形罐口内直径45mm，罐底表面有呈黄豆粒大小的凸起。（图1-0-3）

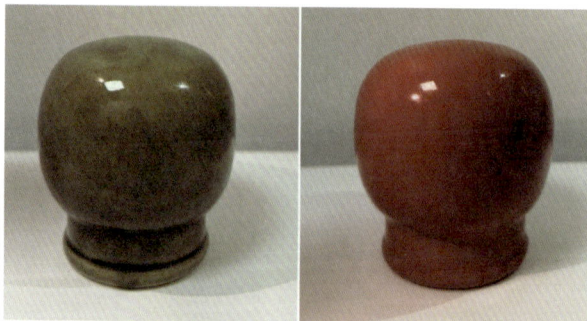

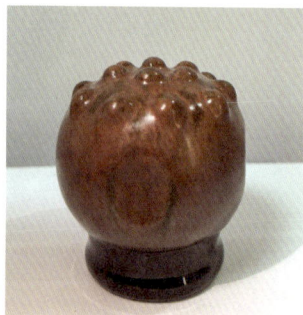

图1-0-2　大号罐　　　　　　　　图1-0-3　罐底带齿突中号罐

中号罐：球形罐体外直径 85mm，圆形罐口内直径 45mm，罐顶表面无黄豆粒大小凸起。（如图 1-0-4）

小号罐：球形罐体外直径 75mm，圆形罐口内直径 35mm。（如图 1-0-5）

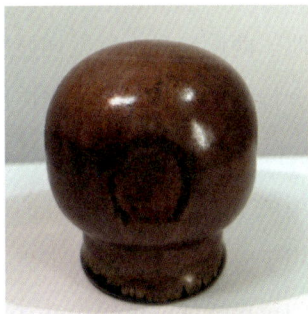

图 1-0-4　中号罐

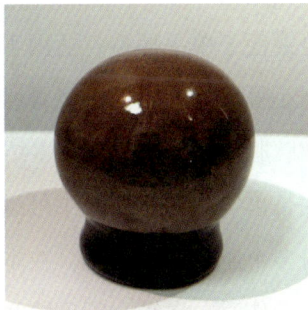

图 1-0-5　小号罐

（二）改良亮点

1.由于陶土材质吸热慢、温热时间持久的特性，罐体不仅不会因为反复加热而导致温度过高，使患者及操作者皮肤烫伤，还能保持温热度，使温热之力透达于人体内部或深层组织。温热的罐体也能在揉罐时增加患者的舒适度。

2.罐体结构更符合人体科学。

（1）罐颈的长度比普通的玻璃火罐长 1cm，避免操作者手握罐颈揉罐时，虎口处过度伸张而导致手部肌肉损伤。

（2）罐体上设计了圆形手抓位（按人体工程学分布）。操作者抓握罐体时，手指放置在手抓位，紧扣罐体，操作时不易滑落，避免罐具滑落破碎。特别在运用闪罐法时，该设计保证了操作者在吸拔时抓握的力度。抖罐时，该设计也可使操作者用力均匀、罐具不易滑落。

（3）罐顶突出，齿突面光滑，揉罐时增加穴位刺激感，提高疗效及患者舒适度。

（4）罐体釉面光滑、平整，不仅保证了罐具的完整性，也避免了划伤患者及操作者皮肤。

（5）罐口边缘加厚，釉面光滑，在推罐及抖罐时可以减轻患者疼痛，增加患者舒适度，在留罐时降低水疱的发生率。

（三）不同规格陶土罐临床应用

在此，编者仅对四种规格陶土罐的临床应用进行简要描述，具体操作手法及操作流程参见第二章第二节。

小号罐便于单手握持，适用于两侧竖脊肌、两侧肩颈上部及四肢肌肉丰厚部位。当小号罐运用于两侧竖脊肌时，常结合推罐法、抖罐法；当应用于肩颈上部及四肢肌肉丰厚部位时，多结合闪罐法，操作结束后适当留罐。

罐底带齿突的中号罐及中号罐为临床应用最多、握持手感最佳的规格，适用于全身多个肌肉丰厚部位，在本书中主要用于整个背部。罐底带齿突的中号罐在背部操作时，常结合闪罐法及揉罐法。闪罐后罐体温度缓慢升高，当温度达到人体舒适区域后，倒立罐体将凸起按压点在胸腰背部进行揉按。中号罐多运用闪罐法操作，操作结束后适当留罐。

大号罐操作时需双手握持，适用于背部肌肉丰厚部位。临床操作时，操作者可在体格壮大的患者两侧竖脊肌上行推罐法，或留罐时吸附于患者腰阳关、肾俞等穴位，以温补阳气、驱散湿邪。

四、陶土平衡火罐疗法的推广与应用

陶土平衡火罐疗法，目前已形成一套分类明确、操作规范的中医护理技术体系。近 3 年，陶土平衡火罐疗法被广泛应用于失眠、痤疮、月经病、慢性疲劳综合征、颈椎病、腰腿疼痛、急性盘源性腰痛、腰椎间盘突出症等人群，累计治疗患者上万人次。陶土罐相较于老式玻璃罐临床疗效更为显著，深受同行认可，并且受到患者好评。

目前，团队已发表关于陶土平衡火罐疗法的核心论文 2 篇，申请市级科研立项 2 项，通过广东省护理学会团体标准立项 1 项。改良的陶土罐获国家实用新型专利，并实现成果转化，获得医疗器械备案字号，填补了佛山市中医院专利转化的空白。该专利转化产品在全国多家医院流通使用。同时陶土平衡火罐疗法是广东省护理学会中医疗法专科护士、广东省护士协会中医专科护士、广东省护士协会中医康复护理基地、广州中医药大学及佛山市中医院等专科护士指定培训项目。主要创始人林梅主任护师通过国家级、省级、市级继续教育工作推广陶土平衡火罐疗法，开展该疗法培训班 80 余次，培训医护人员过万人次，该疗法现已在全国 19 个省市自治区广泛应用。2022 年，广东省护士协会中医护理技术陶土罐护理分会成立，佛山市中医院为主任委员单位；同期，广东省护理学会中医罐疗护理专业委员会、广东省护理学会中西医结合专业委员会成立，佛山市中医院为副主任委员单位。2023 年，佛山市护理学会中医陶罐疗法专业委员会成立，佛山市中医院为主任委员单位。

林梅主任护师团队曾多次受邀至北京、江西、西藏、深圳、海南、湖北等地开展该项中医特色技术专题授课，并承担了广东省和佛山市中医、骨科、康复专科护士及进修护士的带教工作。

通过一系列学术活动、比赛及义诊活动，陶土平衡火罐疗法不仅在广大同行及患者群体中得到了展示与推广，还荣获多项荣誉与认可：2018 年，陶土平衡火罐疗法在广东省中医药学会举办的"岭南首届中医护理联盟中医特色疗法展示大赛"中荣获二等奖。2019—2022 年，陶土平衡火罐疗法在"科技促民生科普惠健康"广东省大型中医护理义诊活动中被推广展示。其间，该疗法也被运用于佛山市的多次义诊活动中。2020 年，陶土平衡火罐疗法在国家级继续教育项目"中医护理技能培训暨佛山市中西医结合护理专业委员会年会"、广东省"2020 年度护理新业务及新技术培训班暨中医系统优秀护士、中医护理养生操大赛"及广东省继续教育项目"中医护理技术在创伤骨科病房应用新进展暨护理用具创新学习班"中展示。2022 年，"平衡陶罐疗法在慢性疲劳综合征中的应用推广"获佛山市中医药创新适宜技术推广项目；"一种陶土平衡火罐"的技术创新应用获中国创新方法大赛广东区域赛三等奖。同年，由广东省中医药学会主办，广东省中医药学会护理专业委员会、佛山市中医院联合承办的"中医特色技术（牛角罐疗法、脐疗、陶土罐）"多期培训班启动，陶土平衡火罐疗法得到了学员们的一致认可。2024 年，陶土平衡火罐疗法获广东省科技成果转化促进会科技成果推广奖第二名、广州中医药大学百项中西医适宜技术大赛特等奖，陶土平衡火罐疗法被评为国内先进水平（佛山市科学技术局备案）。

目前，陶土平衡火罐疗法虽然已经得到了一定的应用和发展，但对于其作用机理和适应证等方面还需要进一步的临床研究和完善。未来，随着陶土平衡火罐疗法在国内更多医院推广应用，该疗法将会积累更丰富的理论依据和实践指导经验，进而推动其从国内向国际发展与推广，在医疗领域发挥更大的作用，为更多的人带来健康福祉。

第二章　陶土平衡火罐疗法的基础理论和临床操作

第一节　基础理论

一、背部的解剖结构

背部，是指脊柱及其后方和两侧的软组织构成的区域。背部上界为枕外隆凸和上项线，下至尾骨尖，两侧界为斜方肌前缘、三角肌后缘上份、腋后线垂直向下至髂嵴及髂后上棘至尾骨尖的连线。背部自上而下又分为项部、胸背部、腰部和骶尾部。项部上界为脊柱区的上界，下界为 C7 棘突至两侧肩峰的连线。胸背部上界为项区的下界，下界为 T12 棘突、第 12 肋下缘、第 11 肋前份的连线。腰部上界为胸背区的下界，下界为两髂嵴后份及两髂后上棘的连线。骶尾部为两髂后上棘与尾骨尖三点间所围成的三角区。背部肌肉有支撑脊椎、维持躯干稳定的功能，背部也是陶土平衡火罐疗法施术的主要部位，因此掌握背部肌肉解剖对于临床诊治尤为重要。

（一）背部肌肉
见表 2-1-1。

表 2-1-1 背部肌肉解剖

肌群	肌名	起点	止点	主要作用	支配神经	营养血管
背浅肌群	斜方肌	枕外隆凸，项韧带，C7棘突及全部胸椎棘突	锁骨外侧1/3，肩峰及肩胛冈	使肩胛骨向脊柱靠拢，上提或下降肩胛骨（该肌瘫痪，可产生"塌肩"）	副神经	颈浅动脉，肩胛背动脉
	背阔肌	T7～T12及全部腰椎棘突骶正中棘	肱骨小结节嵴	使肱骨内收、旋内和后伸（如背手），并可引体向上	胸背神经	胸背动脉
	肩胛提肌	C1～C4横突	肩胛骨上角	上提肩胛骨，并使其下角转向内	肩胛背神经（颈椎病时常常压迫该神经，引起菱形肌痉挛，产生背部压迫感）	肩胛背动脉
	菱形肌	C6、C7及T1～T4棘突	肩胛骨内侧缘	牵引肩胛骨向内上方，并向脊柱靠拢		
背深肌群	上后锯肌	项韧带下部，C6、C7及T1、T2棘突	第2～5肋骨肋角的外侧面	上提肋骨助吸气	第1～4肋间神经	肋间动脉
	下后锯肌	T11、T12及L1、L2棘突	第9～12肋骨肋角的外侧面	下拉肋骨助呼气	第9～12肋间神经	
	头夹肌	项韧带下部C7和T1～T3棘突	上项线外侧部及乳突后缘	一侧收缩使头向同侧侧曲和回旋；两侧同时收缩使头伸直	第2～5颈神经后支	主动脉肌支
	颈夹肌	T3～T6棘突	C2、C3横突		下颈神经后支	

续表

肌群	肌名	起点	止点	主要作用	支配神经	营养血管
背深肌群	竖脊肌	以总腱起自骶骨背面、髂嵴后部，向上分出3个肌束：①外侧为髂肋肌；②中间为最长肌；③内侧为棘肌	①髂肋肌止于肋骨肋角；②最长肌止于颈椎、胸椎的横突和颞骨乳突；③棘肌止于颈椎、胸椎的棘突	上固定：两侧同时收缩使脊柱后伸和仰头，一侧收缩使脊柱侧屈 下固定：使骨盆前倾	脊神经后支	枕动脉，肋间后动脉

（二）背部筋膜

脊柱和肌肉虽然在保持身体稳定方面可以发挥重要的作用，但是单凭两者不能长期维持身体活动所承受的负荷，为了更好保持身体稳定性，需要背部筋膜辅助完成。

1. 浅筋膜

背部浅筋膜致密、厚、含较多脂肪，由纤维束与深筋膜相连，项区浅筋膜坚韧。背部浅筋膜分布着皮神经和浅血管。

（1）皮神经：来自同名部位脊神经后支，其中腰神经后支组成的臀上皮神经在腰部急性扭转时易被拉伤。

（2）浅血管：主要有枕动脉、颈浅动脉、肩胛背动脉、肋间后动脉、胸背动脉、腰动脉及臀上下动脉发出的分支。

2. 深筋膜

背部深筋膜从上向下可分为项区、胸腰区、骶尾区。

（1）项区深筋膜：是分隔斜方肌、头夹肌和半棘肌的一层具有较强韧性及弹性的结缔组织，可分为浅深两层，包裹斜方肌。浅层覆盖在斜方肌表面，深层在斜方肌深面，即项筋膜，它位于项背部斜方肌、菱形肌和上后锯肌的深面，覆盖在头夹肌、颈夹肌和头半棘肌的表面，内侧附着于项韧带、C7和C1～C6棘突，上方附着于上项线，向下移行为胸腰筋膜后层。

（2）胸腰筋膜：覆盖于背部伸肌和躯干肌表面，向上经上后锯肌的前方延伸至颈深筋膜浅层，连接颅底和骶骨之间的脊柱及软组织，并在胸背部形成很薄的纤维层。筋膜覆盖在脊柱伸肌上，并将其与脊柱至上肢的肌肉分开，其内侧附在胸椎棘突上，而外侧连接接近肋骨角的肋骨上。从解剖上，可将其分为浅、中、深 3 层。

浅层：最厚，位于背阔肌和下后锯肌的深面，竖脊肌的表面。在胸腰筋膜浅层与竖脊肌之间存在着间隙，称胸腰筋膜下间隙，内有皮神经、脂肪及疏松结缔组织。正常情况下，胸腰筋膜浅层有限制竖脊肌、增强竖脊肌作用力的作用，而胸腰筋膜下的疏松结缔组织则在胸腰筋膜和竖脊肌之间起润滑作用。此层筋膜也是取筋膜片的常用部位。

中层：位于竖脊肌与腰方肌之间，向上起于第 12 肋，向下止于髂嵴，内侧附着于横突，在竖脊肌外侧缘与浅层相愈合，成为腹肌的起始腱膜。胸腰筋膜浅层、中层与腰椎的棘突及横突等结构组成腰骶部骨筋膜室，其内容纳竖脊肌、横突棘肌群及腰神经后内侧支、外侧支和营养血管，此骨筋膜室的结构可能是引起腰痛的解剖学基础之一。

深层：位于腰方肌前面，又称腰方肌筋膜，它与前方的腰大肌筋膜相续，也是腹内筋膜的一部分。腰大肌筋膜与髂肌筋膜组成髂腰筋膜，包被腰大肌和髂肌，向下续于股骨小转子处。髂腰筋膜的结构是引起髂腰肌筋膜室综合征的重要解剖学基础；同时该结构损伤也是导致腰大肌急性损伤的重要机制。

（3）骶尾区深筋膜：与骶骨背面的骨膜相愈合。

附一　肩关节解剖

1. 肩关节周围肌肉

肩关节（盂肱关节）是球窝关节，肱骨头嵌在很浅的肩胛关节窝内。肩关节是人体活动度最大、最灵活的关节，但也是最不稳定的关节。因为关节窝很浅，对肱骨头的支撑作用很小，其稳定性的维持主要借助韧带和肌肉，而横跨肩关节并止于肱骨的 9 块肌肉起到关键作用。这 9 块肌肉分别是三角肌、胸大肌、冈上肌、冈下肌、大圆肌、小圆肌、喙肱肌、肩胛下肌和背阔肌（图 2-1-1）。

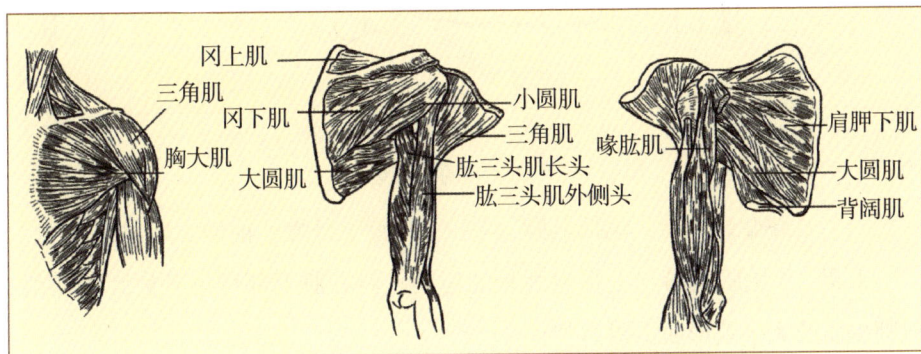

图 2-1-1　参与肩关节运动的 9 块主要肌肉

在这 9 块肌肉中，参与上臂运动的原动肌（agonist）是 3 块，分别为胸大肌、背阔肌和三角肌。其他 6 块肌肉则为协同肌（synergist）或固定肌（fixator）。其中，冈上肌、冈下肌、小圆肌和肩胛下肌 4 块肌肉，统称为肩袖肌群。它们的主要功能是加固肩关节囊，防止肱骨头脱位。此外，它们也在上臂成角或旋转运动中起到协同肌的作用。最后 2 块肌肉，大圆肌和喙肱肌也横跨肩关节，配合原动肌、协同肌稳定肩关节，并参与肩关节内收动作。

2. 肩关节运动

广义的肩关节运动包括肩胛骨的运动及盂肱关节的运动（图 2-1-2）。

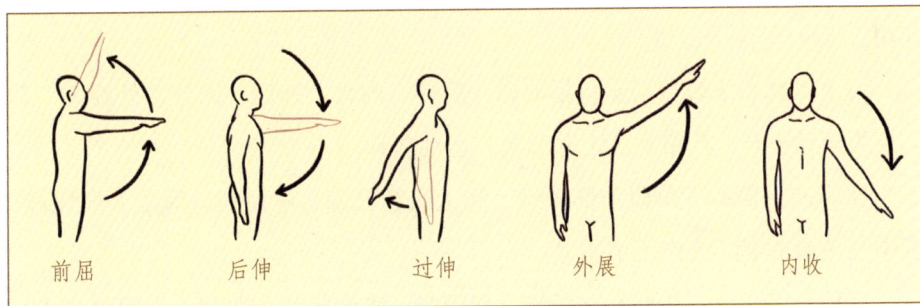

图 2-1-2　肩关节的主要运动

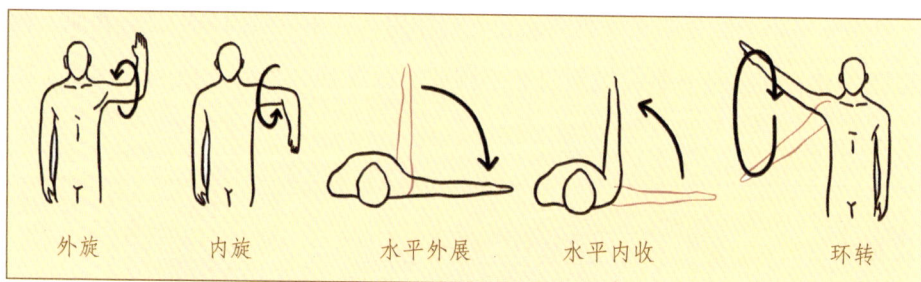

外旋　　内旋　　水平外展　　水平内收　　环转

图 2-1-2　肩关节的主要运动（续）

（1）**肩胛骨的运动**：包括上提、下拉、内旋、外旋、前伸、后伸等。

上提：4块肌肉参与上提肩胛骨的运动。斜方肌上部可提升肩胛骨外角；肩胛提肌及大小菱形肌上提肩胛骨脊柱缘。

下拉：胸小肌、锁骨下肌、背阔肌、斜方肌下部纤维、前锯肌、胸大肌都参与该动作。仅前锯肌能使肩胛骨下角外旋，其余肌肉使肩胛骨内旋。

内旋：指肩胛骨下角内旋，主要由菱形肌、肩胛提肌提升肩胛骨内侧缘，胸大肌、胸小肌、背阔肌及上肢的重力作用使肩胛骨外角下降共同完成。肩胛骨内旋多伴有肩胛骨下降动作，以协助完成上肢向下伸的动作。

外旋：指肩胛骨下角外旋，由斜方肌上部纤维及前锯肌协同完成。

前伸：指肩胛骨沿胸壁向前外侧移动，由前锯肌、胸大肌、胸小肌共同完成。

后伸：指肩胛骨沿胸壁向后内侧移动，向脊柱靠拢。斜方肌中部纤维或全部纤维同时收缩可使肩胛骨后伸，大小菱形肌、背阔肌也有使肩胛骨后伸的作用。

（2）**盂肱关节的运动**：包括前屈、后伸、内收、外展、内旋、外旋等，其实质为运动组合，严格意义上并非单一运动名称。

前屈：主要由三角肌前部纤维、胸大肌锁骨部、喙肱肌、肱二头肌完成，其中三角肌前部纤维作用最明显。

后伸：主要由三角肌后部纤维、背阔肌、胸大肌的胸肋部、大圆肌和肱三头肌长头完成，其中三角肌后部纤维作用最大。

内收：主要由胸大肌、大圆肌、背阔肌、喙肱肌、肱二头肌长头完成。此外，三角肌前后部纤维也有内收作用。

外展：由三角肌（主要是其中间束）及冈上肌完成。当肩处于内旋或外旋位置时，三角肌最外侧的部分是外展的主要肌肉，当肩外旋时，外展肌力要更强些。

内旋：内旋肌主要是肩胛下肌，当肩关节处于特定体位时，胸大肌、三角肌前部纤维、大圆肌及背阔肌也有一定的内旋作用。

外旋：肩关节的外旋肌有冈下肌、小圆肌及三角肌后部纤维。

附二　骶髂关节解剖

骶髂关节由髂骨的耳状面与骶骨的耳状面构成。骶髂关节面扁平，彼此对合非常紧密，属平面关节；关节囊紧张，紧贴于关节面周缘，其周围有许多强韧的韧带加强（图2-1-3）；关节腔狭小，呈裂隙状，因而骶髂关节活动性很小，有利于支持体重和传递重力。随着年龄增大部分关节面融合，关节活动基本消失。

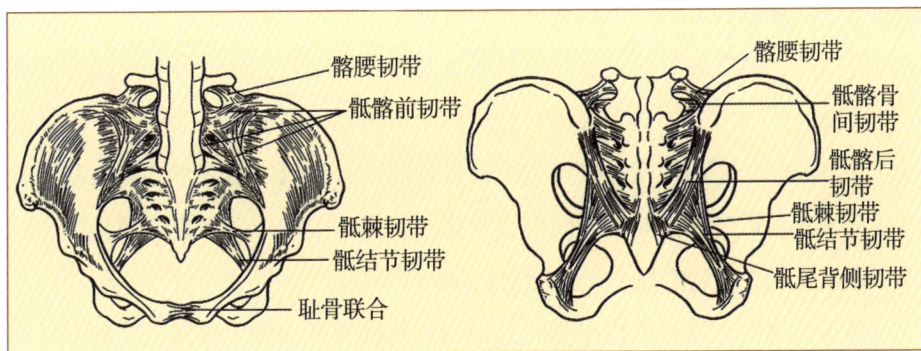

图2-1-3　骶髂关节前后观

1. 骶髂关节周围肌肉与韧带

骶髂关节的特点在于不需要肌肉收缩作为其活动的原动力。骶髂关节活动是通过脊柱的肌肉，或附着于骨盆与躯干之间的肌肉，或股骨上的肌肉收缩间接产生的。其中竖脊肌、臀大肌、股二头肌、腹横肌、盆底肌、股直肌和梨状肌这 7 块肌肉对维持骶髂关节的应力闭合和稳定性起着重要作用。

骶髂关节的稳定性主要依靠一系列的致密韧带维持，主要的固定结构是骶髂前韧带、髂腰韧带、骨间韧带和骶髂后韧带。骶结节韧带与骶棘韧带为骶髂关节补充了第二层稳定性。

2. 神经支配

一般认为，骶髂关节后部感觉神经由 S1、S2 和 S3 背侧支及 L4 和 L5 后支共同支配，而骶髂关节的前部是由腰骶丛派生的感觉神经支配，双侧支配可能有所不同。这种广泛的神经分布结构，以及骶髂关节前方与重要脊神经的相邻关系，具有重要的临床意义。闭孔神经通过闭孔离开骨盆，股神经通过股沟离开骨盆，腰骶干穿出坐骨大孔离开骨盆。关节感染或韧带松弛时，可引起关节面的对位异常，从而刺激神经并引起牵扯痛和其他症状，累及范围非常广泛，如下腰部、臀部、腹股沟和下肢等。

3. 髋骨、骶骨运动

两侧骶髂关节的运动发生在躯干屈曲和伸展时，而单侧骶髂关节的运动则发生在下肢屈曲和伸展时。当躯干前屈时，骶骨以位于骶髂骨间韧带内的冠状轴为轴线向前旋转，这个运动被称为骶骨前倾。一侧下肢屈曲时，可发生单侧的骶骨前倾。骶髂关节的关节面呈倒置的 L 形。前倾时，骶骨沿 L 形短臂向前下方滑动，然后沿 L 形关节面的长臂向后上方滑动，使骶髂关节面向下后方滑移。关节面的骨嵴和沟槽、楔形关节面、骨间韧带和骶结节韧带共同限制关节的活动度。当骶骨前倾时，骨间韧带紧张并将髂后上棘拉向一起，带动整个髋骨（包括髂骨、坐骨和耻骨）的旋前运动。

躯干伸展时，骶骨以位于骨间韧带的冠状轴为轴线发生后倾。一侧下肢伸展时，骶骨后倾也可发生在单侧；甚至躯干极度前屈时，一些人也可发生骶骨后倾。骶骨后倾时，骶骨沿 L 形关节面的长臂向前下方滑动，然后沿短臂向后上方滑动，使骶髂关节面向前上方滑移，并带动髋骨旋后运动。

髋骨、骶骨滑移运动见图 2-1-4。

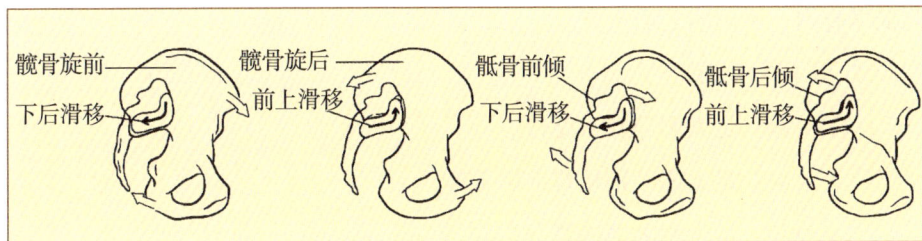

图 2-1-4　髋骨、骶骨滑移运动

二、背部的经络

经络系统，包括十二经脉、奇经八脉、十二经别、十五络脉、十二经筋和十二皮部。十二经脉是经络系统的主干，"内属于腑脏，外络于支节"（《灵枢·海论》），将人体内外联系成一个有机的整体。十二经别，是十二经脉在胸、腹及头部的内行支脉。十五络脉，是十二经脉在四肢部及躯干前、后、侧三部的外行支脉。奇经八脉，是具有特殊分布和作用的经脉。此外，经络的外部筋肉也受经络支配分为十二经筋；皮部也按经络的分布分为十二皮部。现将背部相关经络系统的内容介绍如下。

（一）相关经络分布

1. 肩部

（1）经脉：足少阳经脉至肩上；手太阳经脉绕肩胛交肩上；手阳明经脉上肩；手少阳经脉循臑外上肩；阳跷、阳维皆过肩上。

（2）经别：手阳明经别，别于肩髃。

（3）经筋：足太阳之筋，结于肩髃；手阳明之筋，结于髃，其支者，绕肩胛；手太阳之筋，结肩前髃。

（4）络脉：手太阳之别络，络于肩髃；手阳明之别络，上乘肩髃；督脉之别，当肩胛左右别走太阳。

2. 背脊部

（1）经脉：督脉贯脊；足少阴经脉贯脊；足太阳经脉挟脊抵腰中。

（2）经筋：足阳明之筋，上循胁属脊；足太阴之筋，内者着于脊；足少阴之筋循脊内；手阳明之筋挟脊。

3. 臀（脊两旁劲起之肉）

（1）经脉：足太阳经脉入循臀。

（2）经别：足太阳经别从臀上出于项。

（3）经筋：足少阴之筋挟臀。

（4）络脉：督脉之别络挟臀、贯臀。

4. 腰部

带脉环绕腰腹部一周。

（二）十二经脉、经筋循行

1. 手太阴肺经

本经起自中焦，向下联络大肠，回绕过来沿着胃上口贯穿膈肌，入属肺脏，从肺系（气管、喉咙）横行出胸壁外上方，走向腋下，沿上臂内侧前缘（行于手少阴、手厥阴之前），过肘中后再沿前臂桡侧下行至寸口（桡动脉搏动处），又沿手掌大鱼际外缘出拇指桡侧端。其支脉从腕后桡骨茎突上方分出，经手背虎口部至食指桡侧端。

手太阴经筋：起于手拇指上，结于鱼际后，行于寸口动脉外侧，上沿前臂，结于肘中；再向上沿上臂内侧，进入腋下，出缺盆，结于肩髃前方，上面结于缺盆，下面结于胸里，分散过膈，到达季肋。

2. 手阳明大肠经

本经起于食指之尖端（桡侧），沿食指桡侧经过第1、2掌骨之间，上行至腕后两筋（拇长伸肌腱和拇短伸肌腱）之间，沿前臂外侧前缘，至肘部外侧，再沿上臂外侧前缘上行到肩部，经肩峰前向上循行至颈部，与诸阳经交会于大椎，再向前行进入缺盆（锁骨上窝），络于肺，下行穿过横膈，属大肠。其分支从缺盆部上行至颈部，经面颊进入下齿之中又返回经口角到上口唇，交会于人中（水沟），左脉右行，右脉左行，止于对侧鼻孔旁。

手阳明经筋：起于食指末端，结于腕背，向上沿前臂外侧，结于肩髃；其分支，绕肩胛，挟脊旁；直行者，从肩髃部上颈；分支上面颊，结于鼻旁；直行的上出手太阳经筋的前方，上额角，络头部，下向对侧方下颌。

3. 足阳明胃经

本经起于鼻翼旁，挟鼻上行，左右侧交会于鼻根部，旁行入目内眦，与足太阳膀胱经相交，向下沿鼻柱外侧，入上齿中，还出挟口两旁，环绕嘴唇，在颏唇沟承浆处左右相交；退回沿下颌骨后下缘到大迎处，沿下颌角上行过耳前，经过上关，沿发际，到额前。本经脉分支从大迎向下，经颈动脉部（人迎），沿着喉咙，进入缺盆，向下通过横膈，属于胃，络于脾。直行支脉，从缺盆向下，经乳内缘，向下挟脐旁，进入气街。一支脉从胃口（幽门）向下，沿着腹里，至气街与前外行主干会合；由此向下，经过髀关，到伏兔，下入膝髌中，沿着胫骨前外缘下至足背，进入中趾内侧。一支脉从膝下 3 寸处分出，向下进入中趾外侧。一支脉，从足背部分出，进入大趾次趾间，出大趾末端。

足阳明经筋：起于足中间三趾，结于足背；斜向外上盖于腓骨，上结于膝外侧，直上结于髀枢（股骨大转子部），向上沿胁肋，连属脊椎。直行者，上沿胫骨，结于膝部。分支结于腓骨部，并合足少阳经筋。直行者，沿伏兔向上，结于股骨前，聚集于阴部，向上分布于腹部，结于缺盆，上颈部，挟口旁，会合于鼻旁，上方合于足太阳经筋。其中分支从面颊结于耳前。在目，足太阳为"目上网"（上睑），足阳明为"目下网"（下睑）。

4. 足太阴脾经

本经起于足大趾内侧端，沿大趾内侧赤白肉际，经核骨（第 1 跖趾关节内侧），上行过内踝的前缘，沿小腿内侧正中线上行，在内踝上 8 寸处，交出足厥阴肝经之前，沿大腿内侧前缘上行，进入腹部，属脾，络胃，向上穿过膈肌，沿食管两旁，连舌本，散舌下。本经脉分支从胃别出，上行通过膈肌，注入大包，交于手少阴心经。

足太阴经筋：起于足大趾内侧端，向上结于内踝；直行者，络于膝内辅骨（胫骨内踝部），向上沿大腿内侧，结于股骨前，聚集于阴部，上向腹部，结于脐，沿腹内，结于肋骨，散布于胸中；其在里者，附着于脊椎。

5. 手少阴心经

本经起于心中，出属心系，内行主干向下穿过膈肌，联络小肠。外行主干，从心系上肺，斜出腋下，沿上臂内侧后缘（行于手太阴、手厥阴之后），过肘中，沿前臂内侧后缘，经掌后锐骨端（豌豆骨），进入掌中，沿小指桡侧至末端，经气于少冲处与手太阳小肠经相接。支脉从心系向上，挟咽喉两旁，连系于目系（眼球内连于脑的脉络）。

手少阴经筋：起于手小指内侧，结于腕后锐骨（豆骨），向上结于肘内侧，再向上进入腋内，交手太阴经筋，行于乳里，结于胸中，沿膈向下，系于脐部。

6. 手太阳小肠经

本经起于手小指尺侧端，沿着手尺侧至腕部出于尺骨小头，直上沿着前臂外侧后缘，经肘内侧尺骨鹰嘴与肱骨内上髁之间，沿上臂外侧后缘，到达肩关节，绕行肩胛部，交会于肩上，向下进入缺盆部，联络心，沿着食管经过横膈，到达胃部，属于小肠。其支脉，从缺盆分出沿着颈部，上达面颊，到目外眦（外眼角），向后进入耳中。另一支脉，从颊部分出，上行目眶下，抵于鼻旁，至目内眦（内眼角），斜行络于颧骨部。

手太阳经筋：起于手小指上边，结于腕背，向上沿前臂内侧缘，结于肘内锐骨（肱骨内上髁）的后面，进入并结于腋下，其分支向后走腋后侧缘，向上绕肩胛，沿颈旁出走足太阳经筋前方，结于耳后乳突；分支进入耳中；直行者，出耳上，向下结于下颌，上方连属目外眦。还有一条支筋从颌部分出，上下颌角部，沿耳前，连属目外眦，上额，结于额角。

7. 足太阳膀胱经

本经起始于内眼角，向上过额部，与督脉交会于头顶。其支脉，从头顶分出到耳上角。其直行经脉从头顶入颅内络脑，再浅出沿枕项部下行，从肩胛内侧脊柱两旁下行到达腰部，进入脊旁肌肉，入内络于肾，属膀胱。一支脉从腰中分出，向下挟脊通过臀部，进入腘窝中；另一支脉从左右肩胛内侧分别下行，穿过脊旁肌肉，经过髋关节部，沿大腿外侧后缘下行，会合于腘窝内，向下通过腓肠肌，出外踝的后方，沿第 5 跖骨粗隆，至小趾的外侧末端。

足太阳经筋：起于足小趾，向上结于外踝，斜上结于膝部，在下者沿外踝结于足跟，向上沿跟腱结于腘部；其分支结于小腿肚（腨外），上向腘内侧，与腘部另支合并上行结于臀部，向上挟脊到达项部；分支结于舌根；直行者结于枕骨，上行至头顶，从额部下，结于鼻；分支形成"目上网"，向下结于鼻旁，背部的分支从腋行外侧结于肩髃；一支进入腋下，向上出缺盆，上方结于耳行乳突（完骨）。又有分支从缺盆出，斜上结于鼻旁。

8. 足少阴肾经

本经起于足小趾下面，斜行于足心，行于舟骨粗隆之下，沿内踝后缘分出，进入足跟，向上沿小腿内侧后缘，至腘窝内侧，上行大腿内侧后缘，穿过脊柱，属肾，络膀胱。本经脉直行于腹腔内，从肾上行，穿过肝和膈肌，进入肺，沿喉咙，到舌根两旁。其支脉从肺中分出，络心，注于胸中，交于手厥阴心包经。

足少阴经筋：起于足小趾的下边，同足太阳经筋并行斜向内踝下方，结于足跟，与足太阳经筋会合，向上结于胫骨内踝下，同足太阴经筋一起向上，沿大腿内侧，结于阴部，沿脊里，挟膂，向上至项，结于枕骨，与足太阳经会合。

9. 手厥阴心包经

本经起于胸中，出属心包络，向下穿过膈肌，络于上、中、下三焦。其分支从胸中分出，出天池，向上至腋窝下，沿上臂内侧中线（行于手太阴、手少阴之间）入肘，沿前臂下行至桡侧腕屈肌腱与掌长肌腱之间，过腕部，入掌中，沿中指桡侧至末端中冲。另一分支从掌中分出，沿无名指尺侧下行。经气于关冲与手少阳三焦经相接。

手厥阴经筋：起于手中指，与手太阴经筋并行，结于肘内侧，上经上臂内侧，结于腋下，向下散布于胁的前后；其分支进入腋内，散布于胸中，结于膈。

10. 手少阳三焦经

本经起于无名指尺侧末端，向上经小指与无名指之间、手腕背侧，上达前臂外侧，沿桡骨和尺骨之间，过肘尖，沿上臂外侧上行至肩部，交出足少阳经之后进入缺盆部，分布于胸中，散络于心包，向下通过横膈从胸至腹，依次属上、中、下三焦。其支脉，从胸中分出，进入缺盆部，上行经颈项旁，经耳后直上出于耳上方，再下行至面颊部，到达眼眶下部。另一支脉，从耳后分出进入耳中，再浅出到耳前，经上关、面颊到目外眦。

手少阳经筋：起于无名指末端，结于腕背，向上沿前臂结于肘部，上绕上臂外侧缘上肩，走向颈部，合于手太阳经筋。其分支当下颌角处进入，联系舌根；另一支从下颌角上行，沿耳前，连属目眦，上额，结于额角。

11. 足少阳胆经

本经起于外眼角，向上达额角部，下行至耳后，由颈侧，经肩，进入锁骨上窝（缺盆）。其支脉从耳后进入耳中，再从耳前穿出，至外眼角后。另一支支脉从外眼角分出，向下至大迎，与手少阳经脉在眼下会合，继续向下经颊车、颈部，与主干脉会合于缺盆；由此下向胸中，通过膈肌，络于肝，属于胆，沿胁里，出于气街（腹股沟动脉），绕阴毛边，横向进入髋关节部。其主干再从锁骨上窝走到腋下，沿胸腹侧面，过季肋，在髋关节与外眼角支脉会合，然后沿下肢外侧中线下行，经过膝外侧，直下经外踝前，沿足背到足第4趾外侧端（第4、5趾之间）。其支脉从足背分出，进入第1、2跖骨之间，沿着歧骨内（足大趾、次趾本节后骨缝），出大趾端，回转通过爪甲，出于大趾背丛毛。

足少阳经筋：起于第4趾，向上结于外踝，上行沿胫外侧缘，结于膝外侧；其分支起于腓骨部。上走大腿外侧，前边结于伏兔，后边结于骶部。直行者，经季肋，上走腋前缘，系于胸侧和乳部，结于缺盆。直行者，上出腋部，通过缺盆，行于足太阳经筋的前方，沿耳后，上额角，交会于头顶，向下走向下颌，上结于鼻旁。分支结于目外眦，成外维。

12. 足厥阴肝经

本经起于足大趾爪甲后丛毛处，沿足背向上至内踝前 1 寸处，向上沿胫骨内缘，在内踝上 8 寸处交出足太阴脾经之后，上行过膝内侧，沿大腿内侧中线进入阴毛中，绕阴器，至小腹，挟胃两旁，属肝，络胆；向上穿过膈肌，分布于胁肋部，沿喉咙的后边，向上进入鼻咽部，上行连接目系，出于额，上行与督脉会于头顶部。本经脉一分支从目系分出，下行于面颊，环绕在口唇的里边。另一分支从肝分出，穿过膈肌，向上注入肺，交于手太阴肺经。

足厥阴经筋：起于足大趾上边，向上结于内踝之前，沿胫骨向上，结于胫骨内踝之下，向上沿大腿内侧，结于阴部，联络各经筋。

（三）督脉、任脉循行

1. 督脉

本经起于小腹内，下行于会阴部，向后从尾骨端上行脊柱的内部，上达项后风府，进入脑内，上行至颠顶沿前额下行鼻柱，止于上唇系带处。其分支从小腹内，从前向上穿过肚脐，向上经过心脏，进入喉咙，环绕嘴唇，向上联系两目下中央。

络脉：督脉之别，名曰长强，挟膂上项，散头上，下当肩胛左右，别走太阳，入贯膂。

2. 任脉

任脉起于小腹内胞宫，下出会阴部，经阴阜，沿腹部正中线向上经过关元等穴，到达咽喉部（天突），再上行到达下唇内，环绕口唇，交会于督脉之龈交，再分别通过鼻翼两旁，上至眼眶下（承泣），交于足阳明经。

络脉：任脉之别，名曰尾翳，下鸠尾，散于腹。

三、背部的腧穴

腧穴是脏腑经络之气输注出入的特殊部位，与经络有密切关系。《素问·气府论》《黄帝明堂经》将腧穴解释为"脉气所发"。《灵枢·九针十二原》

说："节之交，三百六十五会……所言节者，神气之所游行出入也，非皮肉筋骨也。"《灵枢·小针解》对此解释说："节之交，三百六十五会者，络脉之渗灌诸节者也。"腧穴归于经络，经络属络脏腑，故腧穴与脏腑脉气相通。《素问·调经论》指出"五脏之道，皆出于经隧，以行血气"；《灵枢·海论》认为"夫十二经脉者，内属于腑脏，外络于支节"，明确阐述了脏腑－经络－腧穴之间的关系。《千金翼方》进一步指出："凡孔穴者，是经络所行往来处，引气远入抽病也。"这说明如果在体表的腧穴上施以针或灸，就能够"引气远入"而治疗病证。脏腑病变可从经络反映到相应的腧穴。《灵枢·九针十二原》说："五脏有疾也，应出十二原，而原各有所出，明知其原，睹其应，而知五脏之害矣。"腧穴既是针灸治疗的刺激点，也是疾病的反应点。一般将归属于经络系统的腧穴统称为"经穴"，未归入经脉的补充穴称为"经外奇穴"，按压痛点取穴则称为"阿是穴"。现将背部相关腧穴列表如下（表 2-1-2 ～表 2-1-8）。

表 2-1-2　手阳明大肠经腧穴

穴位	定位	主治	备注
臂臑	在臂外侧，在曲池与肩髃连线上，约曲池上 7 寸，三角肌前缘	肩臂疼痛不遂、颈项拘挛、瘰疬、目疾等	—
肩髃	在肩带部，屈臂外展时，锁骨肩峰端，肩峰前下方凹陷处	偏瘫、麻痹、肩周炎等	—
巨骨	在肩带部，当锁骨肩峰端与肩胛冈之间凹陷处	肩臂痛不能屈伸、颈淋巴结核等	—

表 2-1-3　手太阳小肠经腧穴

穴位	定位	主治	备注
肩贞	肩关节后下方，臂内收时，腋后纹头直上 1 寸	肩胛痛、手臂不举、耳鸣耳聋等	—
臑俞	肩贞直上，肩胛骨肩峰突起之后下缘凹陷处	肩臂酸痛无力等	—

续表

穴位	定位	主治	备注
天宗	在肩带部，当肩胛冈中点与肩胛骨下角连线上 1/3 与 2/3 交点凹陷处	肩臂痛、肘臂痛等	小肠经地部经水在此气化上行天部，有生发阳气的作用
秉风	在肩带部，冈上窝中央，天宗直上，举臂有凹陷处	肩胛疼痛、上肢酸痛等上肢症状	手三阳与足少阳经交会穴
曲垣	在肩带部，肩胛冈内侧端上缘凹陷中	肩胛拘挛、疼痛等	—
肩外俞	在背部，T1 棘突下，后正中线旁开 3 寸	肩胛疼痛、颈项疼痛等	横平大杼
肩中俞	在背部，C7 棘突下，后正中线旁开 2 寸	肩背痛、落枕、咳嗽、哮喘等	横平大椎

表 2-1-4　足太阳膀胱经腧穴

穴位	定位	主治	备注
大杼	在背部，T1 棘突下，旁开 1.5 寸	头痛、项背痛、肩膀酸痛、咳嗽、发热、颈项强直等	足太阳经、手太阳经、手少阳经和足少阳经之会穴，又是八会穴中的骨会，被喻为经脉之大机，有祛风解表、疏调筋骨之功

续表

穴位	定位	主治	备注
风门	在背部，T2 棘突下，旁开 1.5 寸	伤风感冒、发热、头痛、项强腰背痛等	足太阳经、督脉之会穴，为风邪出入之门户
肺俞	在背部，T3 棘突下，旁开 1.5 寸	咳嗽、气喘、吐血、骨蒸、潮热、盗汗、鼻塞等	—
厥阴俞	在背部，T4 棘突下，旁开 1.5 寸	咳嗽、心痛、胸闷、呕吐等	心包背俞穴，可外泄心包之热
心俞	在背部，T5 棘突下，旁开 1.5 寸	心痛、惊悸、失眠、健忘、癫痫、咳嗽、咯血、盗汗、遗精等	—
膈俞	在背部，T7 棘突下，旁开 1.5 寸	呃逆、气喘、咳嗽，吐血、潮热、盗汗、慢性出血性疾病、贫血、神经性呕吐、荨麻疹、皮肤病等	八会穴之血会，有活血化瘀之功
肝俞	在背部，T9 棘突下，旁开 1.5 寸	黄疸、吐血、目赤、目眩、癫狂痫、脊背痛、胃肠病、胸痛、腹痛、肝病、老人斑、皮肤粗糙、失眠等	有解毒通络之功
胆俞	在背部，T10 棘突下，旁开 1.5 寸	黄疸、口苦、胁肋痛、肺痨、潮热等	—
脾俞	在背部，T11 棘突下，旁开 1.5 寸	腹胀、黄疸、呕吐、泄泻、痢疾、便血、水肿、倦怠、口渴、食欲不振、糖尿病、背痛等	—
胃俞	在背部，T12 棘突下，旁开 1.5 寸	胸胁痛、胃脘痛、呕吐、腹胀、肠鸣、消化系统疾病等	—

穴位	定位	主治	备注
三焦俞	在腰部，L1棘突下，旁开1.5寸	肠鸣、腹胀、呕吐、泄泻、痢疾、水肿、小便不利、腰背强痛等	—
肾俞	在腰部，L2棘突下，旁开1.5寸	遗尿、遗精、阳痿、月经不调、白带异常、水肿、耳鸣、耳聋、腰痛、肾脏病、高血压、低血压、耳鸣、精力减退等	—
气海俞	在腰部，L3棘突下，旁开1.5寸	肠鸣腹胀、痔漏、痛经、腰痛等	—
大肠俞	在腰部，L4棘突下，旁开1.5寸	腰脊酸痛、肠鸣腹胀、泄泻、便秘、下肢痿痹、腰腿痛等	—
关元俞	在腰部，L5棘突下，旁开1.5寸	腹胀、泄泻、小便频数或不利、遗尿、腰痛等	—
小肠俞	在骶部，横平第1骶后孔，骶正中嵴旁开1.5寸	遗精、尿血、带下病、小腹胀痛、泄泻、疝气、腰骶痛等	—
膀胱俞	在骶部，横平第2骶后孔，骶正中嵴旁开1.5寸	小便不利、便秘、腰脊强痛、夜尿症、膀胱及肾脏疾病等	—
中膂俞	在骶部，横平第3骶后孔，骶正中嵴旁开1.5寸	痢疾、疝气、腰骶痛等	—
白环俞	在骶部，横平第4骶后孔，骶正中嵴旁开1.5寸	遗精、月经不调、疝气、腰骶痛等	—
附分	在背部，T2棘突下，旁开3寸	肩背拘急、颈项强痛、肘臂麻木等	与风门平齐
魄户	在背部，T3棘突下，旁开3寸	咳嗽、气喘、肺痨、项强、肩背痛等	与肺俞平齐
膏肓	在背部，T4棘突下，旁开3寸	咳嗽、气喘、肺痨、健忘、遗精、完谷不化等	与厥阴俞平齐
神堂	在背部，T5棘突下，旁开3寸	气喘心痛、惊悸、胸闷、咳嗽、脊背强痛等	与心俞平齐

第二章　陶土平衡火罐疗法的基础理论和临床操作

穴位	定位	主治	备注
魂门	在背部，T9 棘突下，旁开 3 寸	胸胁痛、呕吐、泄泻、背痛等	与肝俞平齐
胃仓	在背部，T12 棘突下，旁开 3 寸	胃脘痛、腹胀、小儿食积、水肿、背脊痛等	与胃俞平齐
肓门	在腰部，L1 棘突下，旁开 3 寸	腹痛、便秘、痞块、乳疾等	与三焦俞平齐
志室	在腰部，L2 棘突下，旁开 3 寸	遗精、阳痿、小便不利、水肿、腰脊强痛等	与肾俞平齐
秩边	在臀部，横平第 4 骶后孔，骶正中嵴旁开 3 寸	小便不利、便秘、痔疮、腰骶痛、下肢痿痹等	与白环俞平齐

表 2-1-5　手少阳三焦经腧穴

穴位	定位	主治	备注
臑会	在臂外侧，当肘尖与肩髎的连线上，肩髎下 3 寸，三角肌的后下缘	肩臂痛、瘿气、瘰疬、目疾、肩胛肿痛等	—
肩髎	在肩带部，肩髃后方，屈臂外展时，于肩峰后下方呈现凹陷处	肩痛、肩痛不能举等	—
天髎	在肩带部，肩井与曲垣的中间，肩峰角与肱骨大结节两骨间凹陷中	肩痛不能举、肩胛痛、颈项疼痛等	—

表 2-1-6　足少阳胆经腧穴

穴位	定位	主治	备注
肩井	在颈后部 C7 棘突（大椎）与肩峰最外侧点连线的中点	肩背痛、落枕、乳腺炎、甲状腺功能亢进、功能性子宫出血等	—
环跳	在臀部，股骨大转子最凸点与骶管裂孔连线的外 1/3 与内 2/3 交点处	腰腿痛、坐骨神经痛、下肢麻痹、瘫痪等	—

表 2-1-7　督脉腧穴

穴位	定位	主治	备注
长强	在会阴部，尾骨下方，尾骨端与肛门连线的中点处	痔疮、脱肛、便秘、腰背痛等	督脉络穴
腰阳关	在腰部，后正中线上，L4 棘突下凹陷中，横平大肠俞	腰骶疼痛、月经不调、下肢瘫痪、遗精、阳痿、肠炎、腹泻等	—
命门	在腰部，后正中线上，L2 棘突下凹陷中，横平肾俞	腰痛、遗尿、遗精、阳痿、白带多、子宫内膜炎、耳鸣等	培元补肾、固精壮阳、通利腰脊之要穴
筋缩	在背部，后正中线上，T9 棘突下凹陷中，横平肝俞	胃痛、腰背痛、癔症、抽搐等	其脉气与肝俞相通
至阳	在背部，后正中线上，T7 棘突下凹陷中，横平膈俞	肝炎、胆囊炎、胃痛、肋间神经痛、腰背痛等	—
身柱	在背部，后正中线上，T3 棘突下凹陷中，横平肺俞	支气管炎、肺炎、胸痛、背痛、小儿惊风等	—
陶道	在背部，后正中线上，T1 棘突下凹陷中，横平大杼	头痛、项背强痛、癫痫、精神病等	—
大椎	在颈后部，后正中线上，C7 棘突下凹陷中	外感病、热病、疟疾、项背强痛、支气管炎、哮喘、瘫痪、癫痫、精神病等	督脉与手足三阳经的交会穴

表 2-1-8　经外奇穴

穴位	定位	主治	备注
定喘	在颈后部，C7 棘突下，后正中线旁开 0.5 寸	哮喘、咳嗽、落枕、肩背痛等	—
胃脘下俞	在背部，T8 棘突下，后正中线旁开 1.5 寸	消渴、胰腺炎、胃痛、腹痛、胸胁痛等	—
痞根	在腰部，L1 棘突下，后正中线旁开 3.5 寸	腰痛、痞块、癥瘕等	—

续表

穴位	定位	主治	备注
腰眼	在腰部，L4 棘突下，后正中线旁开约 3.5 寸凹陷中	腰痛、尿频、带下等	—
十七椎	在腰部，L5 棘突下凹陷中	痛经、崩漏、腰骶痛等	—
腰奇	在骶部，尾骨端直上 2 寸，骶角之间凹陷中	癫痫、失眠、头痛、便秘等	—
夹脊	在脊柱区，从 T1 ～ L5 棘突下两侧，后正中线旁开 0.5 寸处	T1 ～ T5 夹脊：心肺、胸部及上肢疾病 T6 ～ T12 夹脊：脾胃、肠道、肝胆疾病 L1 ～ L5 夹脊：下肢疼痛，腰骶部、小腹部疾病	左右共 34 个穴位，贯穿整个后背

经外奇穴中，尤其需要介绍的是夹脊。夹脊最早源于《黄帝内经》（简称《内经》，下同）的"侠脊"，华佗将其在临床推广应用，进而得以继承发展并流传至今，故后世多称其为"华佗夹脊"。

1. 夹脊的解剖结构

夹脊在解剖结构上处于横突间韧带和肌肉中，一般位置不同，涉及的肌肉组织也不同，大致分 3 层：表层为皮肤和皮下组织；浅层有斜方肌、背阔肌、上下后锯肌及菱形肌等；深层有骶棘肌和横突棘突间的短肌。每穴都有相应椎骨下方发出的脊神经后支及其伴行的动、静脉丛分布。

2. 夹脊的分段主治

夹脊内夹督脉，外临膀胱经。督脉沿脊柱而上，总督一身之阳，为阳脉之海，又与阴脉之海（任脉）及十二经之海（冲脉）同源相通；足太阳膀胱经为巨阳，循行于六阳经与六阴经，交汇于头背部，一身经脉之气皆通过其会合、转输、通达。因此，夹脊通过连通督脉与足太阳膀胱经平衡全身阴阳、通调脏腑气血。此外，背俞穴内应脏腑，外注背部，是人体脏腑之气输通出入之处，夹脊与背俞穴位置毗邻、主治相近，故夹脊亦能反映脏腑功能的变化，可作为内脏的体表反应点，连通机体内外之气，发挥内调脏腑、外络阴阳之效。夹脊的分段主治见表2-1-9。

表2-1-9 夹脊的分段主治

解剖位置	主治
T1	气短、气急、肘部及手部冷痛、期前收缩、手软无力、上臂后侧麻痛
T2	气短胸痛、心律不齐、冠心病（心绞痛）、肩背肌肉僵硬、上臂后侧麻痛
T3	肺部及支气管症状、感冒
T4	胸背痛、胸闷、冠心病（心绞痛）、太息
T5	口苦、低血压、胃痉挛、癫痫
T6	胃痛、消化不良、胃痉挛
T7	胃溃疡症状、消化不良、胃下垂、口臭
T8	免疫功能低下、肝胆病、糖尿病
T9	肾功能障碍、小便白浊、排尿不畅、过敏、手脚冰冷、癫痫
T10	肾功能障碍、性功能障碍
T11	肾功能障碍、尿道病、皮肤病
T12	下腹冷痛、慢性疲劳综合征、不孕症、风湿病、生殖器官痛痒、胃胀
L1	结肠功能失调、便秘、腹泻、腰痛、下腹痛
L2	下腹痛、腰酸痛、性功能减退
L3	膀胱疾病、尿少、腰膝内侧痛且无力
L4	腰痛、坐骨神经痛、排尿困难、尿频或尿少、腿痛放射至小腿外侧、痔疮
L5	下肢血液循环障碍、下肢无力且怕冷、腰腿痛麻至小腿外后侧、月经不调

3. 夹脊的作用机制

（1）平衡阴阳、扶正祛邪：夹脊与督脉和膀胱经紧密相连，督脉为阳脉之海，膀胱经为诸阳经之要，刺激夹脊可以调节人体的阴阳平衡、扶助正气、祛除邪气，对于改善疾病症状、促进身体康复具有积极作用。

（2）调和五脏、通降六腑：夹脊位于人体的背俞穴附近，刺激夹脊可以调和五脏、通降六腑，对于改善五脏六腑的功能失调具有积极作用。

（3）*行气活血、疏通经络*：夹脊位于人体背部，刺激夹脊可以促进背部气血运行、疏通经络，对于改善背部疼痛、肌肉僵硬、活动受限等症状具有积极作用。

（4）*调和脾胃、舒缓肌肉*：夹脊位于人体背部，与脾胃和肌肉关系密切，刺激夹脊可以调和脾胃、舒缓肌肉，对于改善脾胃不和、肌肉疲劳具有积极作用。

（5）*调理脊柱、促进康复*：夹脊位于脊柱两旁，刺激夹脊可以调理脊柱，对于改善脊柱病变、腰肌劳损等情况具有积极作用。同时，针灸夹脊还可以促进身体康复，提高身体免疫力。

总之，夹脊的作用机制广泛，可以在平衡阴阳、扶正祛邪、调和五脏、通降六腑、行气活血、疏通经络等多个方面发挥积极作用，其与背俞穴一样，也具有双相调理功能。

四、背部四诊及全息反射区

（一）背部全息反射区

人体胸腹和背部之间形成的空腔结构容纳了诸多器官，因此在背部表面会有五脏六腑相应的体表投影区，称为背部全息反射区。林梅团队博览经典，学习古人经验，结合西医解剖学和临床诊治经验，提出将背部全息反射区应用于陶土平衡火罐疗法中。背部全息反射区从颈下2寸开始，以手掌大小为一个反射区，向下依次为肺区、心区、肝胆区、脾胃区、肾区、排泄区（大小肠区）、生殖区，共7个脏腑反射区。通过对背部全息反射区的诊疗，我们可以将陶土平衡火罐疗法从传统理疗保健应用到内科、皮肤科、骨伤科等各科疾病的治疗中，为临床提供更多选择方案。

（二）背部全息反射区四诊

《素问·阴阳应象大论》言："善诊者，察色按脉，先别阴阳，审清浊而知部分；视喘息，听音声，而知所苦；观权衡规矩，而知病所主；按尺寸，观浮沉滑涩，而知病所生。以治无过，以诊则不失矣。"因此，在总体的中医辨证论治基础上，通过重点对背部脏腑全息反射区进行中医四诊检查，在不同反射区（病位）进一步明确虚实寒热，能够更好地指导临床治疗。

1. 望诊

对于背部任何分区，操作者可根据其肌肤质地、形态、外形改变或色泽变化判断是否为阳性反射区，并可根据病性虚实，在拔罐操作过程中对不同反射区选用不同的手法操作。

（1）望形：通过观察背部形态、皮肤、肌肉外形变化，以初步判断患者证候之虚实，主要包括 4 个方面。

观察背部整体形态有无畸形：脊柱后凸者，多见于肾精亏虚、先天发育不良、脊柱病等；角弓反张者，多见于肝风内动、筋脉拘急、惊风、破伤风等；脊柱拘急者，多见于寒湿阻络、跌扑外伤等；项强者，多见于外感风寒、温邪上攻等。

观察背部肌肤的隆起与下陷：隆起者为经脉受邪，属实；下陷者为经脉空虚，属虚。

观察背部肌肤的松软和紧密：松软为虚，紧密为实。

观察背部肌肤的干燥和湿润：干燥为阴虚或燥热，湿润为阳虚或湿盛。

（2）望色：观察治疗前后背部皮肤色泽变化，"常人分主客，病人察善恶"。正常状态下，肤色根据人体所处地域、生活方式、身体部位等不同，会有相应区别。若因天气变化或六淫邪气侵袭，正常肤色亦会有变化，如冬季或感受寒邪轻，正气强盛，未达到发病状态，肤色会稍显暗沉。病理状态下，背部皮肤可能会出现不同的色泽变化。中医认为皮肤颜色变化诸多，但基本色泽分为以下 5 类，其中善色多见于新病、轻病，易治，预后较好；恶色多见于久病、重病，难治，预后不良（表 2-1-10）。

表 2-1-10　五色主病

色泽	善色	恶色	主证
白色	如鹅羽	如枯骨	虚寒证，气血亏虚证
黑色	如乌羽	如炱（煤）	肾阳虚，寒饮证，血瘀证
黄色	如蟹膏	如枳实	脾虚证，湿证（湿热、寒湿）
赤红色	如鸡冠	如衃血	热证
青色	如翠羽	如草兹	寒证，血瘀证

根据不同分区存在的不同病色，其疾病预后亦有轻重缓急之分。《伤寒论·平脉法》有言："色青者，病在肝与胆。假令身色青，明堂色微赤者，生；白者，死；黄白者，半生半死也……"仲景根据五脏五色的五行属性，从五行相生相克原理来推测疾病的轻重及预后。背部不同反射区的不同病色，反映出疾病的特性、发病的轻重及对应的治疗亦有区别，现总结如下：心区、肝胆区见白色为病重，预后差；肺区、脾胃区、肾区见白色为病轻，预后好；心区、脾胃区见黑色为病重，预后差；肺区、肝胆区、肾区见黑色为病轻，预后好；肝胆区、肾区见黄色为病重，预后差；心区、肺区、脾胃区见黄色为病轻，预后好；肺区、肾区见赤红色为病重，预后差；心区、肝胆区、脾胃区见赤红色为病轻，预后好；肺区、脾胃区见青紫色为病重，预后差；心区、肝胆区、肾区见青紫色为病轻，预后好。排泄区、生殖区归入肾区，以肾藏精、主生殖、司二便故也。

《金匮要略·脏腑经络先后病脉证》言："夫治未病者，见肝之病，知肝传脾，当先实脾，四季脾王不受邪，即勿补之。中工不晓相传，见肝之病，不解实脾，唯治肝也。"仲景再次提及通过脏腑五行生克推断疾病的传变及治法，由此可以衍化出背部全息诊疗对于不同疾病的治疗重点：对于虚证，肺系病当重在治肝胆区；肝系病当重在治脾区；脾系病当重在治肾区；肾系病当重在治心区；心系病当重在治肺区。对于实证，肺系病当重在治心区；肝系病当重在治肺区；脾系病当重在治肝胆区；肾系病当重在治脾区；心系病当重在治肾区。

（3）**望皮肤**：背部为诸阳之表，是足太阳膀胱经与督脉循行的主要部位，火热之邪聚集背部经络皮肤，容易诱发斑疹、水疱等症状。

斑疹：①麻疹：皮肤出现红色或紫红色、粟粒样疹点，高出皮肤，抚摸碍手，压之褪色，多因感受风热时邪所发。②风疹：皮肤出现淡红色、细小稀疏疹点，瘙痒不已，时发时止，多因感染风热之邪所发。③瘾疹：皮肤出现大小不等的风团，瘙痒不已，发无定处，时隐时现，多因感受风邪或过敏所发，相当于西医学所说的荨麻疹。④湿疹：初为多数密集的粟粒大小的丘疹、丘疱疹或小水疱，基底潮红，逐渐融合成片，多因血虚风燥、湿热浸淫所致。⑤丹毒：发无定处，鲜红成片，色如涂丹，边缘清楚，灼热肿胀，多因血分火热而发。背部常见的类型为赤游丹，起于腹背，流散四肢者顺；起于四肢，流入胸腹者逆。相当于西医学网状淋巴管炎。⑥白癜风：全身皮肤出现大小不等的白斑，界限清楚，多因风湿袭表、气血亏虚而发。

水疱：①水疱：皮肤先出现粉红丘疹，后为椭圆形水疱，水疱晶莹明亮、顶满无脐、浆液稀薄、皮薄易破、分批出现、大小不等，多因外感时邪、湿热内蕴所致。②缠腰火丹（带状疱疹）：疱疹有干湿、红黄之异，其皆如累累串珠形。干者色红赤，形如云片，上起风粟，作疼发热；湿者色黄白，水疱大小不等，戳破流水，相较干者多疼，多因肝脾内蕴湿热、外感邪毒所致。

2. 闻诊

（1）**听声音**：语声高亢有力、急促多为实证、热证；语声低微无力、不续多为虚证、寒证。

（2）**异常气味**：若臭气触人，多为瘟疫类病；有腐臭味，多患溃腐疮疡；有尿臊味（氨气味），多为肾衰竭；有蒜臭气味，为有机磷（农药）中毒；有烂苹果味（酮体气味），为糖尿病酮症，属于危重症。

3. 问诊

（1）**问疼痛**：不同类型的疼痛，其性质及病机有所区别，在治疗中应灵活使用不同拔罐手法。

胀痛：肝郁气滞、肝阳化火；重在肝胆区操作，多用推罐以催经行气。

重痛：湿邪困表、肝阳上亢；重在脾胃区、肝胆区操作，多用闪罐以散风湿。

酸痛：肾虚、气血亏虚、湿邪困阻，或劳累过后；重在脾胃区、肾区操作，多用揉罐以刺激经气恢复。

闷痛：痰瘀闭阻心肺；重在心区、肺区操作，多用留罐以温散痰瘀。

绞痛：寒凝心脉，或胆结石、胃溃疡等；重在心区、肝胆区、脾胃区操作，留罐配用刺络放血以祛有形实邪。

走窜痛：气滞，或行痹；重在肺区、肝胆区操作，多用推罐以催经行气。

刺痛：血瘀；重在疼痛局部操作，配用刺络放血。

（2）问汗：夜晚出汗多，为盗汗，主阴虚火旺；白天（或安静时）出汗多，动辄如水淋漓，为自汗，主气虚不固；仅上半身出汗，为上焦热盛、中焦湿热、虚阳上越。

4. 触诊

（1）触按方式：在进行背部触按时，可以通过以下 3 种方式来诊察局部与整体的情况。

滑动：操作者以拇指腹或食指腹，轻轻地放在患者的皮肤上，然后上下按抚、缓缓滑动以检查敏感区域或压痛点。

旋转：用力比滑动时要大一些，但活动范围较小，一般可按顺时针方向旋转。该手法一般用来检查结节的形态、硬变和压痛程度。

推寻：操作者以拇指内侧为重点，自内而外进行推寻，目的在于检查皮下的条状结节。

（2）触按内容

结节条索：经络滞塞不通，往往会在有关经络上出现条索状、扁圆状等异常形状的肌肉筋膜结节。

敏感反应：大致可分胀、酸、痛、麻 4 种反应。局部因触按而产生的压迫感、胀感是正常的反应，若自发出现胀痛感，是经络气血瘀堵不通畅的表现；

酸楚感的自发出现，是经络肌肉发生变异的象征，但病情尚属轻浅；疼痛感是经气阻滞不通的现象，表示病情深重，并且还在继续发展；麻木感是经络失调、气血虚衰的表现，病情较疼痛者又深一层。几种敏感反应可以单独出现，亦可混合出现，但以混合发生的情况更为多见。

肤温：人体背部皮肤温度正常情况下维持在36～37℃，会因环境、情绪及运动等产生小幅度波动（1℃内）。若背部皮肤出现肤温升高（＞38℃）多为火热壅盛；若出现肤温降低（＜35℃）多为阳气亏虚、寒湿偏盛。

（3）**局部触诊**：局部触诊多以背俞穴为主。《灵枢·背俞》云："欲得而验之，按其处，应在中而痛解，乃其俞也。"脏腑经气输于人体内部的各个区域，和人体脏腑相互沟通，可通过背俞穴反映出人体的生理、病理情况。阿是穴主要反映局部的骨骼、肌肉、神经的病理情况。

肺俞：①皮肤隆起的多为胸中有热，可有气短、咳嗽等症状，一般在膻中也有反应，可结合观察。②本穴如有敏感反应，在肺经的太渊、孔最、中府等处往往呈异样变化。③诊得条索状结节并伴有压痛者，是痰饮咳嗽之症。④诊得条索状结节，伴周围皮肤有明显压痛者，多为咳嗽、气急、肺热胸痛等病变。

心俞：①若有棱状结节，伴有显著压痛，多为上肢内侧疼痛、红肿，或有心悸怔忡、烦闷不安、口渴等症状。②皮肤凹陷且压痛敏感者，常有心胸烦乱、恍惚健忘、痴呆等症状。

肝俞：①局部皮肤隆起伴有压痛敏感者，多为失眠症。②诊得条索状结节兼有明显压痛者，常见头晕、失眠、心烦不宁之症状。③出现棱状结节，且有压痛敏感者，常有胁肋胀痛、脘闷、腹胀、黄疸、纳呆、瘰疬不宁等症状，或有下肢内侧红肿的病变。④肝胆区肤色不均、发青为肝胆排毒功能下降。

胆俞：①发现棱状结节且有压痛敏感者，多属黄疸。②凡有细条状及压痛者，多为下肢外侧痹痛，若在命门同时有气泡样反应者，则属下肢麻木。

脾俞：①局部皮肤凹陷，或按之软若棉样，以虚证为多。②诊得条索状结节，并有压痛者，常有头晕、失眠、乏力、健忘、烦躁、食欲不振、便溏、浮肿等症状。③若出现棱状结节伴有显著压痛者，为下肢内侧红肿、行走困难或大趾运动不利之征。

胃俞：①诊得条索状结节并伴有痛感者，常有不欲饮食和胃痛等病变。②有棱状结节和明显压痛者，多有呕吐、不欲饮食、胃痛、腹胀或髋关节外侧有红肿现象。

三焦俞：①局部皮肤隆起，按之有条索状结节且压痛明显者，多有腰痛、带下、月经不调、小便浑浊等症状。②若有棱状结节，并伴有压痛者，一般是耳鸣、重听、头痛、腹胀满闷、吐逆之征（女性妊娠期亦可发现三焦俞有棱状结节）。

肾俞：①有条索状结节，凡压痛敏感者，一般是阳痿、头晕、腰痛及耳鸣之征。②诊得棱状结节，兼有明显痛感者，多为血尿、腰痛、浮肿之征。③局部皮肤隆起，有如卵圆形结节并伴有压痛者，是肾虚有热，常见耳鸣、头胀等症状。

大肠俞：①发现坚硬的圆形结节，且压痛敏感者，提示大便干结。②有棱状结节并兼有压痛者，大多有头痛、牙痛、腹痛、泄泻等症状。

小肠俞：①凡有椭圆形结节，质地较硬而压痛显著者，多有头晕、后头疼痛、后项拘挛之症。②本穴出现气泡样转动感，多为女性子宫下垂。

膀胱俞：①诊有柔软的椭圆形结节，大多有遗尿症。②按得棱状结节，并有压痛者，一般有发热头痛、小便频数、尿赤涩痛、腰痛、小腹胀痛、白带异常等症状。③有细条索状结节、压痛者，多有下肢麻木或痹痛。

其他：①颈部触之有僵硬多为软组织增生和筋腱粘连，触之有骨感者，为骨质增生。②八髎触之有硬块、颗粒，上髎、次髎突起，横向压痛者，为子宫内膜炎。③八髎有结节、压痛，多为前列腺或睾丸疾患，若女性此处有结节、压痛，加之咽喉两侧有肿块，多为妇科疾患。④五枢瘀堵或有结节、颗粒，多提示不能正常受孕。⑤两侧腹股沟上按之有条索状，加之内踝有颗粒者，多为附件炎、月经不调或卵巢囊肿。⑥腰部脊柱触之有突起，多提示腰椎间盘突出。⑦腰眼处按压疼痛或有结节，多见于肠炎、十二指肠溃疡。⑧T3 两侧处有结节，多为心肺功能差。

（三）中医脏腑辨证

背部全息反射区结合中医脏腑辨证，可以系统全面地对患者进行分析。在对应分区重点进行陶土平衡火罐疗法操作或针灸，再配合药物治疗，能更好地治疗疾病。临床常见脏腑辨证见表 2-1-11。

表 2-1-11 脏腑辨证

部位	证型	共同点	区别点
心、小肠	心气虚	心悸怔忡，胸闷气短，活动后加重，自汗，舌淡	重在气虚
	心阳虚		胸痛，舌紫，阳虚
	心血虚	心悸怔忡，失眠多梦，脉细	血虚证
	心阴虚		虚热证
	瘀阻心脉	心悸怔忡，心胸憋闷疼痛，痛引肩背或内臂，时作时止	刺痛，舌紫暗或有瘀斑瘀点，脉细、涩、结、代
	痰阻心脉		闷痛，体胖痰多，身重困倦，苔白腻，脉沉滑
	寒凝心脉		突发剧痛，遇寒加重，得温痛减，畏寒肢冷，舌淡苔白，脉沉迟或沉紧
	气滞心脉		胀痛，胁胀，善太息，脉弦
	心火亢盛	心烦，失眠，面赤，口渴，舌红苔黄，脉数	便秘溲黄，发热，或口舌生疮，甚则溃烂灼痛，或吐血、衄血，或狂躁、神昏谵语、神志不清
	小肠实热		小便短赤、灼热、涩痛，或尿血
	痰蒙心神	面色晦暗，胸闷，痰鸣	癫证，痫证，呕恶，意识模糊，昏迷
	痰火扰神		烦躁不宁、失眠多梦、躁狂等与痰热症状共见

续表

部位	证型	共同点	区别点	
肺、大肠	肺气虚	咳嗽，痰白清稀	咳喘（里证）	气虚：畏风，易于感冒
	寒邪客肺			阳虚
	风寒束肺		恶寒发热，脉浮紧	
	肺阴虚	干咳无痰，或痰少而黏，难以咯出，甚痰中带血，口燥咽干	与阴虚症状共见	
	燥邪犯肺		凉燥：无汗或少汗	
			热燥：汗出，脉浮数	
	风热犯肺	咳嗽，发热，咽痛，口渴，舌红苔黄，脉数	鼻塞流浊涕、头痛、肢酸等风热表证表现	
	肺热炽盛		与里实热证表现共见	
	肺热炽盛	咳喘，气粗鼻扇，胸痛，口渴，发热，尿赤，便秘	与里实热证表现共见	
	痰热壅肺		与痰热症状共见	
	痰热壅肺	咳喘，痰鸣，痰稠多，胸闷，苔腻，脉滑	咳痰黄臭量多，或有脓血腥臭痰，身热烦躁，口渴	
	痰湿阻肺		痰白	
	大肠湿热	腹痛，泄泻	小便短黄，发热烦渴，但热不寒，舌红苔黄腻，脉滑数或濡数	
	大肠湿热（痢疾）		下痢脓血黏液便，暴泻黄糜臭秽便，里急后重，肛门灼热	
	大肠津亏	口燥咽干，心烦，舌红	大便干燥如羊屎、艰涩难下，数日一行，舌红少津，苔黄燥，脉细涩	
	大肠燥结		腹胀痛或左少腹触及包块，头晕，口臭	
	大肠虚寒	泄泻无度，大便失禁或脱肛，腹痛隐隐，喜温喜按，神疲畏寒，舌淡苔白滑，脉弱	—	

续表

部位	证型	共同点	区别点
脾、胃	脾气虚	食少纳呆，腹胀便溏，神疲乏力，少气懒言，肢体倦怠，面色萎黄或淡白无华，舌淡苔白，脉弱	消瘦或肥胖，口淡乏味，水肿
	脾阳虚		大便稀溏，甚至有水样便
	脾虚气陷		肛门下坠，眩晕，久泄久利，小便浑浊如米泔
	脾不统血		出血诸症
	寒湿困脾	脘腹痞闷，纳呆呕恶，肢体困重，发黄，便溏，舌苔腻，脉濡	与寒湿内盛表现共见
	湿热蕴脾		口甜口腻，渴不多饮，身热不扬，尿黄
	寒湿困脾	腹胀，纳少，便溏，肢体浮肿，口淡不渴，小便短少，白带量多，舌淡胖，苔白，脉沉	与寒湿内盛表现共见
	脾阳虚		与阳虚症状共见
	脾阳虚	纳少，口淡不渴，畏寒肢冷，倦怠乏力，舌淡胖，脉沉迟无力	腹胀腹痛，喜温喜按
	胃阳虚		胃脘绵绵冷痛，呕吐清水、酸水，不消化食物
	脾气虚	纳少，不思饮食，面色萎黄，神疲乏力，声低少气懒言，舌淡苔白，脉弱	纳呆，便溏
	胃气虚		胃脘痞胀，食后胀痛，或隐隐作痛，按之觉舒，恶心呕吐，时作嗳气，干呕反胃，自汗眩晕
	胃阴虚	胃脘灼痛，嘈杂，尿短便秘，舌红	饥不欲食，干呕呃逆，口燥咽干
	胃火旺		实热（消谷善饥、吞酸、口齿病）
	食滞胃肠	脘腹胀满疼痛、拒按，嗳腐吞酸，恶心，或呕吐酸馊食物，吐后胀痛减少，纳呆厌食，舌苔厚腻，脉滑实	—

部位	证型	共同点	区别点
肝、胆	肝血虚	眩晕耳鸣，两目干涩，视力减退，脉细	面唇淡白，爪甲不荣，或有夜盲，失眠多梦，月经量少、色淡，甚则经闭，舌淡
	肝阴虚		胸胁隐隐灼痛，五心烦热，潮热盗汗，面部烘热，咽干口燥，舌红少苔或少津，脉弦细数
	肝火炽盛	头晕胀痛，面红目赤，耳鸣，急躁易怒，失眠多梦，舌红少津，脉弦有力或弦数	胸胁灼痛，或有耳聋、耳痛流脓，口苦口干，便秘，尿黄
	肝阳上亢		腰膝酸软、头重脚轻等阴虚阳亢之象
	肝火炽盛	头晕，面红，耳鸣，口干，舌红少津，脉弦数	胁痛，烦躁，面红目赤，大便秘结
	肝阴虚		胸胁隐隐灼痛，五心烦热，潮热或低热，盗汗
	肝阳化风	眩晕欲仆、抽搐、震颤、蠕动等	眩晕欲仆，头摇肢颤，语言謇涩或舌强不语
	热极生风		抽搐项僵，角弓反张，两目上视，牙关紧闭
	阴虚生风		手足蠕动
	血虚生风		肢体麻木，手足震颤，肌肉瞤动，关节拘急不利
	肝胆湿热	腹胀口苦，或身目黄如橘子色，或皮肤发痒，食少，小便短黄，便溏不爽，舌红苔黄腻，脉滑数或弦数	胁肋胀痛灼热，或胁下有痞块，阴部潮湿，带浊阴痒，或有湿疹，或阴囊肿痛
	湿热蕴脾		脘腹痞闷，便溏
	肝郁气滞	胸胁、少腹胀闷窜痛，乳房胀痛，或胁下痞块，抑郁太息，易怒，月经不调，痛经甚则闭经，舌淡红苔薄白，脉弦	—

续表

部位	证型	共同点	区别点
肝、胆	寒凝肝脉	少腹冷痛，阴囊收缩制痛，颠顶冷痛，疼痛遇寒加重、得温则减，呕吐清涎，形寒肢冷，舌淡苔白润，脉沉紧或弦紧或沉弦或迟	—
	胆郁痰扰	眩晕耳鸣，口苦，烦躁不安，胆怯易惊，惊悸不宁，失眠多梦，胸胁胀闷，恶心呕吐，舌红苔黄腻，脉弦数	—
肾、膀胱	肾精不足	耳鸣健忘，发脱齿摇，女子经少、经闭	生殖功能减退，精少不育，早衰，神情呆钝，舌淡脉弱；小儿可见生长发育迟缓、囟门迟闭，身材矮小，智力低下，动作迟钝，骨骼痿软
	肾阴虚		腰膝酸软而痛，阳强易举，遗精早泄，崩漏，眩晕，形体消瘦，五心烦热，潮热盗汗，骨蒸发热，咽干颧红，失眠多梦，舌红少津，少苔或无苔，脉细数
	肾阳虚	神疲乏力，小便频数而清，夜尿频多，滑精早泄，带下量多清稀	甚则头晕目眩、精神萎靡（比神疲程度重），面色㿠白或黧黑，性欲减退，大便稀溏，久泻不止，或五更泄泻，宫寒不孕，阳痿精冷
	肾气不固		耳鸣耳聋，月经淋漓，胎动易滑，舌淡苔白，脉弱
	肾阳虚	腰膝酸软、冷痛，畏寒肢冷，舌淡胖苔白滑，脉沉迟无力	神疲乏力，小便频数而清，夜尿频多，大便稀溏，久泻不止，滑精早泄，带下量多清稀
	肾虚水泛		腹部胀满，心悸，气短，咳喘，身体浮肿，浮肿腰下尤甚、按之没指，耳鸣，小便短少，痰鸣
	膀胱湿热	尿急、尿痛、尿频，小腹胀痛或腰腹掣痛，发热，舌红苔黄腻，脉滑数或濡数	—

（四）脊柱各节段对应疾病

脊柱作为人身体的"支柱"，是人体神经系统的主干道，因此由于脊柱病变所产生的症状非常多样且复杂。脊柱各节段对应的身体区域，以及可能产生的症状见表2-1-12。

表2-1-12　脊柱节段主病

脊柱	对应身体的部位及区域	可能产生的症状
C1	头枕部动、静脉，脑垂体，头皮，脸部骨骼，大脑，内耳及中耳，交感神经系统	眩晕，后头痛，视力下降失眠，颈性高血压，脑供血不足，健忘症，神经衰弱
C2	双耳，视神经，听觉神经，额窦，乳突，舌，前额	眩晕，偏头痛，头昏沉，耳鸣，胸闷，心动过速，排尿异常，视力下降，过敏症，眼干涩
C3	脸颊，外耳，面部骨骼，牙，三叉神经	颈肩综合征，神经痛，神经炎，湿疹，胸闷，头痛，咽喉有异物感，甲亢，低热
C4	鼻，唇，嘴，耳，咽	双手麻木，肩周炎，落枕，流鼻涕，记忆力减退，咽喉有异物感，胸闷，牙痛，呃逆，头昏，甲亢，低热
C5	声带，腺体，咽	手掌胀痛，眩晕，视力下降，心动过速或过缓，过敏性鼻炎，咽喉炎，胸痛
C6	颈部肌肉，肩，扁桃体	低血压，心律失常，头痛，血压波动，第1、2指麻
C7	甲状腺，肩关节，肘关节	气短，胸闷，低血压，心律失常，第4、5指麻，颈、肩胛痛
T1	前臂，手、腕及手指，食管，气管	气喘，咳嗽，心悸，心慌，左上胸痛，期前收缩，肘手痛、凉
T2	心（包括瓣膜及心包），冠状动脉	气短，胸闷，呼吸困难
T3	肺，支气管，胸膜，胸廓，乳房	易患感冒，气喘，咳嗽，胸闷，心悸，心慌，胸痛
T4	胆囊，胆总管	胸壁痛，气喘，呃逆，乳房痛，黄疸，大型疱疹

续表

脊柱	对应身体的部位及区域	可能产生的症状
T5	肝，腹腔神经丛，总循环系统	胸壁痛，血液循环障碍，气喘，乳房痛
T6	胃	胃痛，肝区痛，肋间痛，胆囊炎，胆石症，胃灼热，消化不良
T7	胰腺，十二指肠	胃脘痛，胃溃疡，慢性胃炎
T8	脾	抵抗力弱，免疫功能下降，胃脘痛，肝区痛
T9	肾上腺	胃脘痛，肝区痛，上腹胀痛，糖尿病，肾功能障碍，小便白浊，排尿困难
T10	肾	肾功能、心功能障碍，慢性疲劳，动脉硬化，性功能障碍，腹胀，肝区痛，卵巢炎，糖尿病，腹泻，肾盂肾炎
T11	肾，输尿管	肾功能障碍，尿道疾病，湿疹，青春痘，皮肤病，胰腺炎，糖尿病，肾区痛，尿路结石，排尿困难
T12	小肠，淋巴循环系统	湿疹，皮肤病，胰腺炎，糖尿病，肾区痛，慢性疲劳综合征
L1	大肠，腹股沟环	结肠功能失调，便秘，大肠炎，腹泻，贫血，膀胱相关疾病，下腹痛
L2	阑尾，腹，大腿	下腹痛，性功能障碍，痉挛，呼吸困难，便秘，腰酸痛
L3	性器官，膀胱，膝	膀胱相关疾病，性功能障碍，月经不调，尿少，膝内侧痛无力，流产
L4	前列腺，下背部肌肉，坐骨神经	腹痛，排尿痛，腰痛，坐骨神经痛，腿痛放射至小腿外侧
L5	小腿，踝，足	脚肿，下肢痉挛，遗精，月经不调，性功能障碍，腿部血液循环障碍，腰腿痛、麻至小腿后外侧

五、陶土平衡火罐疗法的气感效应

得气感，又称针感，指通过针刺、点按等方式刺激穴位、经络，产生诸如酸、麻、胀、痛的经气感应，最早见于《素问·离合真邪论》（《灵枢·九针十二原》称"气至"，义同），即针感（或针响）。

得气，是针刺过程中毫针与经气相得，在腧穴部位产生的一种感应现象，涵盖自觉指征与他觉指征。自觉指征，即被操作者的主观感受与反应，具体表现为酸、麻、胀、痛等；而他觉指征，则体现为针下沉紧、穴旁肌肉紧张乃至跳动等现象。

西医研究表明，穴位的感应点主要位于肌肉深部的肌梭内感受器。针刺穴位时，可激发感受器反射，使肌纤维收缩。同时，穴位处常富集神经末梢或神经循行部位，因此针刺能引发神经的电传导。此外，穴区还分布着高密度的肥大细胞，针刺刺激可促进其释放活性物质，并加速细胞间信息传递，这些发现为"得气"现象提供了坚实的研究基础。

天津中医药大学冀雅彬教授提出，针刺的"得气感"应被视为狭义概念。从传统经络腧穴理论与西医理论出发，尽管有些物理疗法同样以中医经络理论为依据，但针刺得气的本质与其他方法存在显著差异。针刺通过直接深入穴位，激发机体产生感应，是对穴位感应区的直接刺激，故易产生"得气感"。而有些物理疗法则是将效能逐步传递至体内，属于间接刺激，因此"得气感"相对较难出现。

基于此，广义的"得气感"被引申为任何所施之术刺激人体，与经气相得而产生的感应现象。此类感应常表现为非常态现象，不只限于针刺感应。此外，由于各种物理疗法对人体的刺激形式各异，人体经气对其产生的感应表现也会有所不同，因此"得气感"的呈现具有显著的个体化差异。鉴于此，我们根据临床实践及研究理论分析得出陶土平衡火罐疗法的得气现象可从以下4个方面体现出来。

1. 患者的主观感觉

传统针刺得气主要表现为酸、麻、胀、痛、重 5 种感觉，冀雅彬教授认为拔罐的自觉指征为患者感觉酸胀、有凉气外出，甚至兼有疼痛感等。在陶土平衡火罐疗法的临床应用过程中，我们观察到大多数患者的主观体验与冀雅彬教授所阐述的自觉指征尽管存在一些微妙的差异，但绝大部分是相吻合的。我们进一步发现，患者的主观体验呈现出一种动态变化的特征。具体而言，在治疗初期，患者会感受到局部的疼痛；然而，随着推罐、揉罐、抖罐等操作的深入进行，疼痛感会突然消退，取而代之的是局部的温热感和气血流通带来的舒适感。这种动态变化更能够体现经气与拔罐手法之间的相互作用效应。随着陶土平衡火罐疗法的日益普及，患者的主观体验将变得更加多样化，这有助于我们更深入地阐释陶土平衡火罐疗法的作用机制。

2. 操作者的主观感觉

传统针刺得气主要是指针下的沉滞感，《标幽赋》形容其"如鱼吞钩饵之浮沉"，这就是得气的表现。而我们在用陶土平衡火罐疗法治疗患者时发现，吸罐的力度是拔罐得气的关键点。我们发现，同一患者在经过不同操作者的治疗后，临床疗效存在较大差异，尤其是新手闪罐时，往往由于不熟练，吸罐速度较慢，吸附之后松松垮垮，难以引动经气而产生得气效应。同时我们发现，尽管陶土罐吸附稳定，但是否产生了得气效应，还需要与取罐的声音相结合来综合判断。由此我们总结出得气时操作者的主观感受：在闪罐吸附稳定的前提下，取罐时还应产生"砰"的清脆声。

3. 操作后的客观表现

传统针刺得气时往往伴随针刺局部的红晕或循经出现潮红，范围可大可小，形状多呈不规则的圆形，在出针以后逐渐消失；若是没有得气或得气感不明显，则红晕不出现或颜色很淡。研究发现，拔罐对机体产生的负压能使局部组织充血水肿，毛细血管破裂，血红蛋白释出，发生自身溶血现象，同时通过刺激神经、肌肉和皮下腺体等组织引起一系列神经 – 内分泌反应。冀雅彬教授认为拔罐法"得气"的客观表现为局部出现红色斑疹、紫黑色瘀点或瘀斑等。

我们的临床实践也证实了这一点，并且发现斑疹出现的时间不仅与气至的速度有关，还与气血的充盈程度、经脉的瘀堵程度有关。例如天津中医药大学付均如教授精于走罐疗法，患者背部在不到一分钟的走罐过程中会出现大片的瘀点瘀斑，此为走罐气至明显，即古人所云"气速至则效速"。

4. 轻微的颤罐现象

轻微的颤罐现象主要表现在留罐的过程中，罐体周围皮肤紧绷，此时罐体随呼吸规律起伏。我们在临床实践中发现，对于体质壮实、气血充盈的患者，罐体存在轻微颤动的现象尤为明显。这种颤动与正常的起伏不同，更偏向于经气突然大量运行的波动。这种情况下可以实现患者拔罐后伤处加快愈合的效果，即《金针赋》所言："若开渠之决水，立时见功。"

得气是疗效与预后的标准。得气说明拔罐后效果必然好，若不得气，疗效必然差，或者是预后差。借用《灵枢·九针十二原》所云："气至而有效，效之信，若风之吹云，明乎若见苍天。"得气是使用陶土平衡火罐疗法治疗疾病的基础，因此我们需要规范吸拔力、施术时间和施罐手法，并以拔罐法的"得气"指征为标准，这样才能使临床治疗流程更加规范，更有利于提高治疗效果。

六、肌筋膜与经络腧穴的辨证对应

肌筋膜，作为一种紧密且富有韧性的组织，广泛覆盖于肌肉、骨骼、血管及神经之上，其特性使其在某种程度上分担了肌肉的部分功能。比利时整骨专家戈德利夫·斯特鲁夫·丹尼斯（Godalieve Struyff Denys）首次提出的肌肉线（亦称肌肉链）理论，托马斯·迈尔斯（Thomas W.Myers）对肌筋膜链概念进行深化形成肌筋膜链理论，与早期学术界提出的"肌肉孤立论"不同，该理论认为关节运动（如运动与稳定性）是极其复杂的功能活动，是关节周围不同层次单一肌肉功能叠加、拮抗、协同的结果。基于这一理论，关节肌肉松解术得到了广泛应用。肌筋膜链理论将骨骼视为支撑框架，将肌肉、韧带等软组织按照特定的层次和方向，通过筋膜直接连接或以力学方式间接相连，形成一个错综复杂的解剖链。肌筋膜链理论实质上揭示了多个肌肉功能之间的协同作用，强调了肌肉运动中力的传递与整合，并在治疗功能性运动障碍的视角上，实现了从单一肌肉向整体肌肉链的转型。

为了深入探究经络腧穴的实质，西医采用了解剖学的研究方法。尽管当前的研究尚未能全面确立经络腧穴与神经－血管－肌肉之间的直接对应关系，但通过精细化的解剖学分析，我们已能够揭示经络腧穴系统的循行与分布规律。具体而言，经脉与经筋中的某些部分与肌筋膜线存在重叠现象，而腧穴则更多定位于肌筋膜的连接节点上。进一步的研究显示，肌筋膜线与经筋在发育上均源自中胚层，且头面部经筋与外胚层之间亦存在紧密的联系。这一发现从胚胎起源的视角，为肌筋膜线与经筋之间的密切联系提供了有力的证据。此外，从生理学结构的角度来看，肌筋膜线与经筋相互交织，共同构建了一个更为复杂且高效的运动系统。值得注意的是，皮特·多尔舍（Peter T.Dorsher）的研究对肌筋膜线与经筋之间的关系进行了深入的剖析。他发现，在 12 条肌筋膜线中，有 8 条与中医学十二经筋中的 9 条（特别是肌筋膜螺旋线与足阳明经筋及足太阳经筋）在循行路径上呈现出高度的相似性。这一发现对于理解两者之间的功能联系具有重要意义。鉴于陶土平衡火罐疗法的主要操作区域集中在背部，接下来将重点阐述背部肌筋膜与经络腧穴之间的相互关系，以期为临床实践提供更丰富的理论依据。

（一）点状对应

通过对《解剖列车》一书中肌筋膜理论的认识及对腧穴系统中的经穴、经外奇穴、阿是穴综合分析，我们总结出两者之间的 4 个点状对应关系。

1. 腧穴对应肌筋膜起止点

我们从图 2-1-5 可以发现，膀胱经第 1 侧线（脊柱旁开 1.5 寸）基本位于脊柱胸椎椎体横突与腰椎椎体横突的垂直线上，各个穴位主要与背部深层的胸棘肌、多裂肌起止点相对应。从功能而言，该部分肌肉主要与脊柱的伸展和侧屈，以及维持脊柱的稳定相关，且与足太阳膀胱经经脉及经筋的主病相类似，如项背拘紧、脊背痛、腰似折不可以曲等。

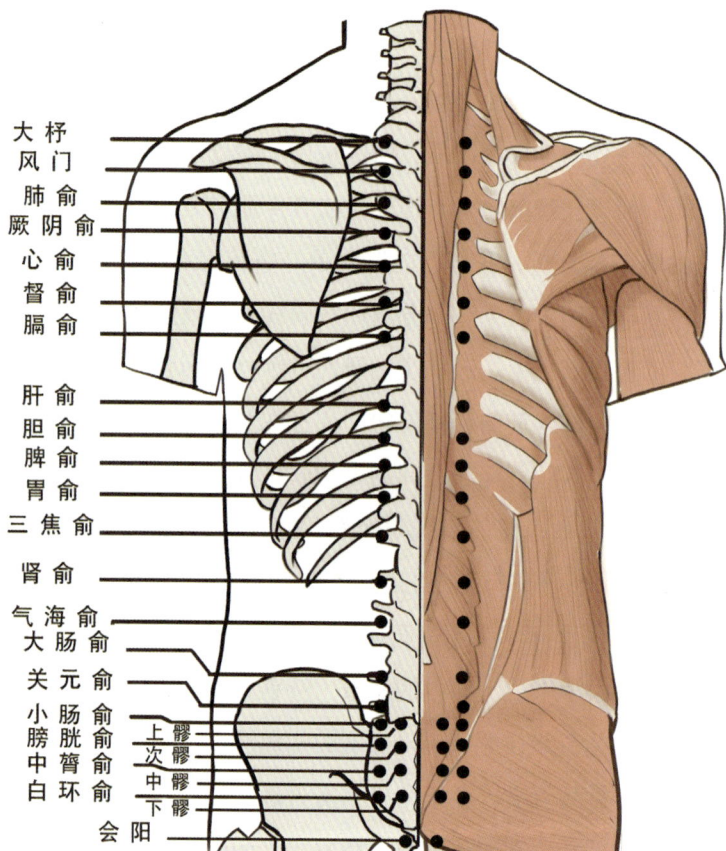

图 2-1-5　膀胱经第 1 侧线腧穴对应肌肉起止点

　　而膀胱经的第 2 侧线（脊柱旁开 3 寸）是以肩胛内侧缘为标准，以肩胛内侧缘作一垂线则为第 2 侧线。背部分为上胸部和下背部，上胸部肌肉主要以大小菱形肌、前锯肌为主，下腰部肌肉主要以胸最长肌、腰髂肋肌为主。由此膀胱经第 2 侧线上的各个穴位主要与背部中深层的大小菱形肌、前锯肌、胸最长肌、腰髂肋肌起止点相对应（图 2-1-6）。从功能而言，上胸部肌肉主要与肩胛骨的活动相关；下腰部肌肉主要与脊柱的伸展和侧屈，以及维持脊柱的稳定相关。以上与足太阳膀胱经经脉及经筋的主病相类似，如肩不可以动、项背拘紧、脊背痛、腰似折不可以曲等。

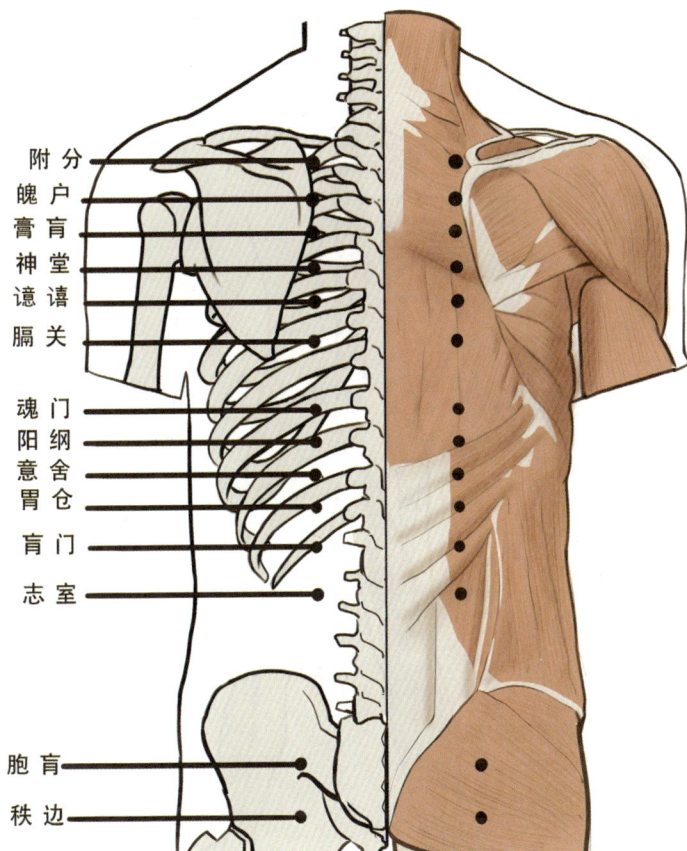

附分
魄户
膏肓
神堂
譩譆
膈关
魂门
阳纲
意舍
胃仓
肓门
志室

胞肓
秩边

图 2-1-6　膀胱经第 2 侧线腧穴对应肌肉起止点

2. 腧穴对应肌筋膜连接点

我们通过人体解剖结构发现，从头部的颅顶筋膜向下与颈部的头、颈半棘肌相连接，再往下与背部的髂肋肌，骶尾部的骶筋膜、骶结节韧带相连接，每个筋膜、肌肉、韧带连接点往往为各结构的起止点。在上文已介绍腧穴对应肌肉起止点，部分腧穴也对应肌筋膜连接点（图 2-1-7），如枕部的天柱等。

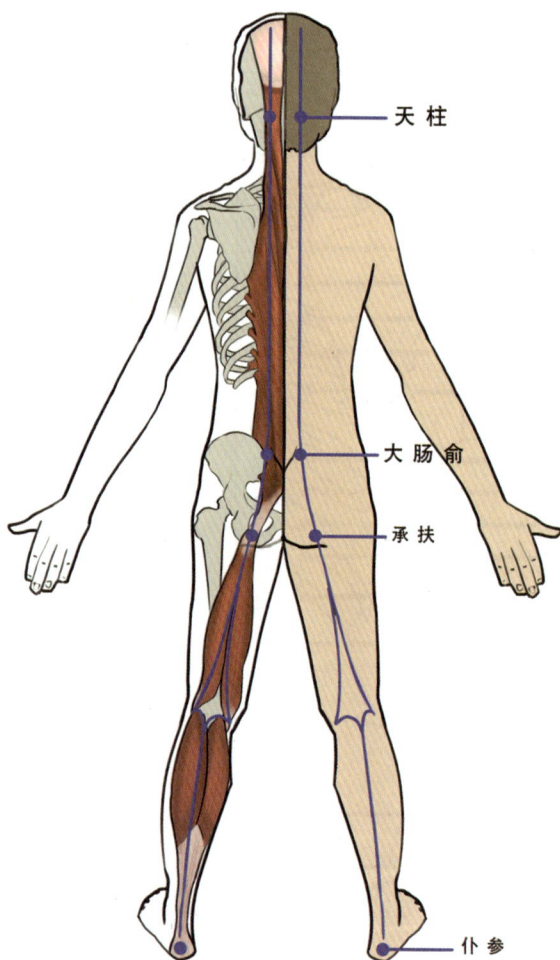

图 2-1-7　肌筋膜连接点与腧穴对应图

3. 腧穴对应肌筋膜应力点

　　当我们将所有肌肉、筋膜、韧带相互连接起来，并协同人体的功能运动时，我们进一步发现某些筋膜连接点会产生更多劳损，更容易出现损伤，甚至更容易发生粘连的情况。单纯从肌筋膜连接点或肌肉起止点的力量比较薄弱来说，不能完全解释因不同的运动出现的同一位置的损伤，以及同一运动出现不同位置的损伤。基于人体生物力学结构来分析，则会发现人体在不同运动过程中，力会随着肌肉、韧带、筋膜进行传递，尤其是在大关节关键部位的传递中对肌筋膜的要求更高，需要的协同肌更多，由此在局部更容易出现损伤。我们将这些关键部位称为肌筋膜应力点。如图 2-1-8 所示，上肢外展时，需要肩关节的配合，而此时肱骨近端大小结节附近的肌肉连接点为上肢与肩的应力点 1，即臂臑周围；继而肩关节也随之活动，并带动肩背的肌肉运动，在肩胛内侧缘产生第 2 处应力点，即附分周围；最后通过菱形肌通过脊柱棘突向对侧躯体传递，由此实现身体的平衡，此时脊柱棘突产生第 3 处应力点，即大椎周围。

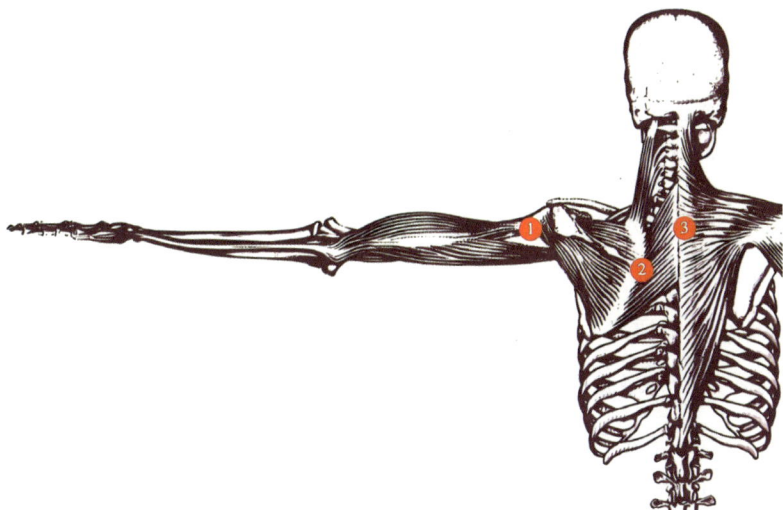

图 2-1-8 上肢、肩、背部肌筋膜应力点

4. 腧穴对应肌筋膜中枢点

在上文关于肌筋膜应力点的介绍中，我们提到上肢外展过程中的力线传递及关键的应力点。我们进一步将其细分，肩胛骨周围肌肉与头、胸、背、手的功能运动相联系，如肩胛提肌连头、肩，菱形肌连脊柱、肩，前锯肌连肩、胸，冈上肌、冈下肌等连肩、手。在肩关节的运动中，并不是因为肩胛骨的移动带动肌肉的收缩、舒张，而是由于肩周围的肌肉收缩、舒张带动肩胛骨的移动，以协调全身的平衡及功能。肩胛骨孤立的悬浮于肱骨、肋骨、脊柱之间，由肌肉来维持其稳定性。从上肢运动来看，肩关节则为诸肌筋膜的中枢点。推而广之，从全身的运动来看，脊背部亦为上下肢肌筋膜的中枢带。

（二）线性对应

线性对应关系在肌筋膜链与经络腧穴的循行路径上显著体现。经过对点状对应关系的深入剖析，我们成功地将原本独立分散的肌肉组织相互联结，构建出线性对应关系网络。具体而言，膀胱经的第1、2侧线与竖脊肌展现出平行乃至重叠的关联；进一步向上追溯，头部的经脉与颅顶筋膜紧密交织；而向下则延伸至下肢，经脉与股二头肌、比目鱼肌及足底筋膜等结构重叠。这一系列现象揭示了经脉与肌筋膜之间错综复杂的链状连接，这些链状结构在人体内交织成网，形成功能互补的整体运动系统。

与此同时，经络腧穴系统中的经筋亦以线性形态广泛分布于人体，其分布模式与肌筋膜链展现出高度的相似性。在肌筋膜链理论中，特定肌筋膜线与经筋的路径存在显著的吻合性，如肌筋膜螺旋线与足阳明经筋及足太阳经筋在循行路径上呈现出惊人的相似性。这种相似性不仅局限于路径层面，更在功能层面得到体现，两者均对脊柱的稳定性及运动功能发挥着至关重要的作用。

（三）平面分层

在深入剖析经络腧穴与肌筋膜系统之间的关联性时，我们明确发现，除了点状与线性的对应关系，还存在一种面状对应的现象。这种面状对应，源自身体表面分布的经络腧穴系统与肌筋膜系统在三维空间中的广泛延展所形成的一种复杂且精确的对应结构。具体而言，不同层次的肌肉通过相互连接，构建了一个平面分层式的对应关系体系。以膀胱经为例，其第1侧线与背部深层肌肉紧密相连，而第2侧线则与中深层肌肉呈现显著的对应关系。

这种分层对应关系不仅深刻体现在肌肉的垂直深度上，还广泛反映在肌肉的平面分布格局中。细致观察人体横截面，我们可以清晰地看到不同肌肉层之间的紧密互动与协调配合，它们相互支持，共同执行着复杂多变的运动任务。特别是在人体进行站立或行走等日常活动时，脊柱的稳定性不仅依赖于深层肌肉的稳固支撑，还离不开中层肌肉的灵活协调。

进一步分析，膀胱经的第1侧线上的穴位精准对应着深层肌肉的起止点，而第2侧线上的穴位则与中层肌肉的起止点紧密相关。这种平面分层的对应关系，为膀胱经穴位在治疗与脊柱稳定性及运动功能相关的疾病时提供了坚实的生理基础与理论依据。

第二节　临床操作

一、陶土平衡火罐疗法的操作方法及流程

目前，国内制定了一些关于拔罐的指导性文件和标准，以确保拔罐的安全性和有效性。例如，《中医医疗技术手册（2013普及版）》第四章拔罐类技术，详细描述了拔罐的常用器械与基本操作方法；《针灸技术操作规范 第五部分：拔罐》（GB/T 21709.5—2008）及《中医治未病技术操作规范 拔罐》（T/CACM 1078—2018）中对拔罐的操作步骤和手法有了进一步的要求。然而，这些标准主要关注传统拔罐的材料和卫生要求，对于陶土平衡火罐疗法所使用的陶土罐并没有具体的规范。因此，佛山市中医院林梅护理团队牵头，联合江苏省中医院、江西省中医院、湖北省大冶市中医医院、广东省珠海市中西医结合医院等共同制定了适用于陶土平衡火罐疗法的操作标准，并通过了2024年广东省护理学会团体标准立项《肱骨近端骨折后关节僵硬陶土平衡火罐技术》。具体操作方法及临床诊疗操作流程如下。

（一）基础操作方法及其作用

1. 物品准备

（1）将各种规格的陶土罐配成一套，每套含4种规格共12个，其中大号罐2个，罐底带齿突的中号罐4个，中号罐4个，小号罐2个。

（2）陶土罐专用棉球（棉花条制作而成的棉球，长度4.5cm，宽度1.8cm，厚度1.5cm）若干，常规棉球若干（图2-2-1）。

（3）95%乙醇棉球盅、酒精灯、持物钳、火机、灭火盅（内盛少许水），备大毛巾2条、弯盆2个、介质油、纸巾、洗手消毒液，必要时备屏风、发帽。

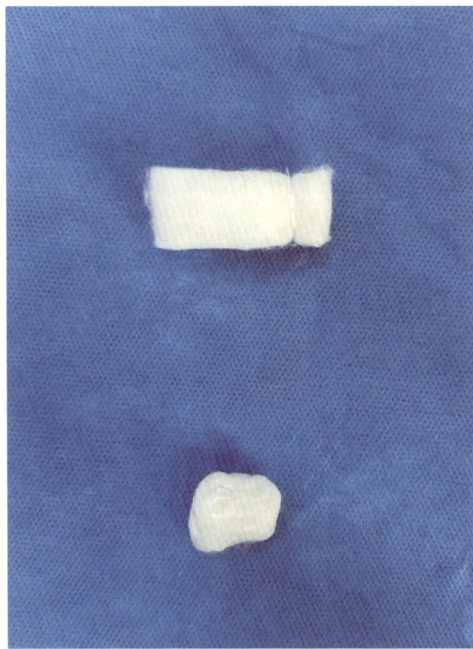

图 2-2-1　两种点火棉球

（注：上方为陶土罐专用棉球，下方为常规棉球）

2. 拔罐手法

手法顺序：闪罐→揉罐→推罐→抖罐→留罐。

（1）闪罐：患者俯卧位，取罐底带齿突的中号罐 2 个，应用陶土火罐专用棉球点火闪罐，以操作者站在患者左侧为例，第 1 个定在对侧（远离操作者的一侧）膀胱经第 2 侧线的附分，第 2 个定在近侧（靠近操作者的一侧）膀胱经第 2 侧线的秩边，在腰背部膀胱经顺时针闪罐，先是膀胱经第 2 侧线，再是膀胱经第 1 侧线，最后是膀胱经第 1、2 侧线中间（图 2-2-2），顺时针闪罐 3 个回合，待皮肤变潮红后的 2 ~ 3 分钟停止闪罐。闪罐为陶土平衡火罐疗法的起始手法，沿着背部膀胱经顺时针操作以初步疏通背部的膀胱经，促进气血流通。闪罐以对侧附分为起点，是因其为肩部和背部的肌筋膜应力点；以近侧秩边为起点，是因其为背部和骶尾部的肌筋膜应力点。该手法通过松解关键的应力点以放松整个背部浅表面的张力，为后续深层结构的放松奠定基础。

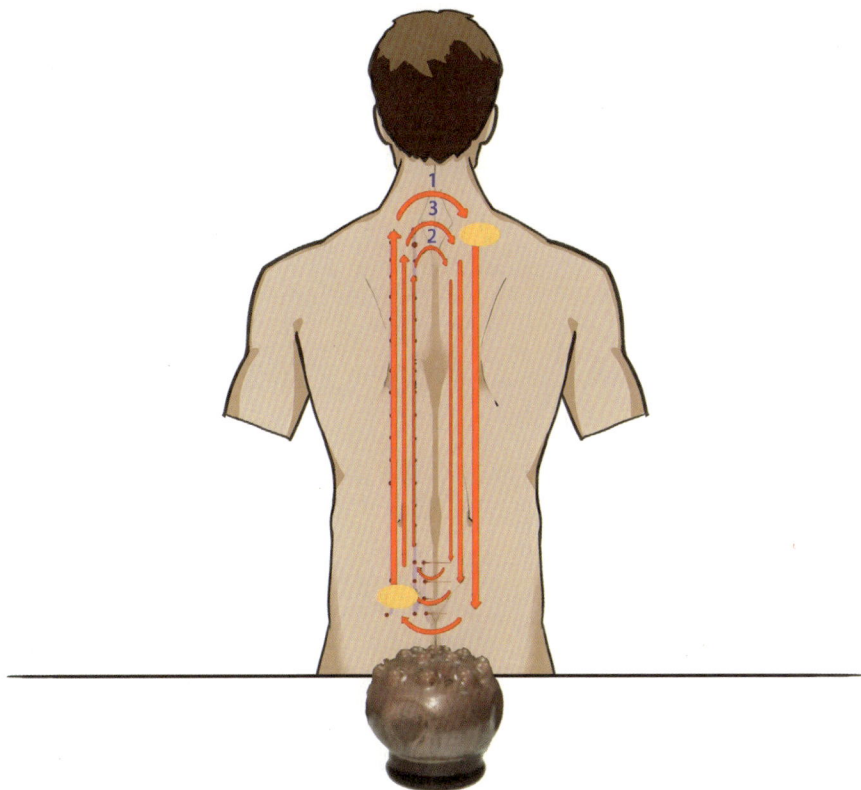

图 2-2-2　闪罐操作路径图

（2）揉罐：选用闪罐后的罐底带齿突的中号罐 1 个，手掌虎口握住瓶颈，将温热的罐底朝下，在督脉及膀胱经第 1、2 侧线的中间揉罐 3 个回合，顺序为督脉→对侧→近侧，自上而下揉罐 3 个回合（图 2-2-3）。揉罐乃陶土平衡火罐疗法的第 2 个施术手法，其操作沿背部督脉、膀胱经垂直进行，意在进一步疏通背部的气血。同时，通过罐体的温热感，温散局部瘀阻，推动阳气运行布散。该手法以督脉的大椎起点，大椎不仅为头项、肩背部肌筋膜的重要的应力集中区域，也是手足三阳经、督脉的交汇点，在此操作可有效缓解整个背部中层的肌张力，疏通全身肌筋膜的中枢点。

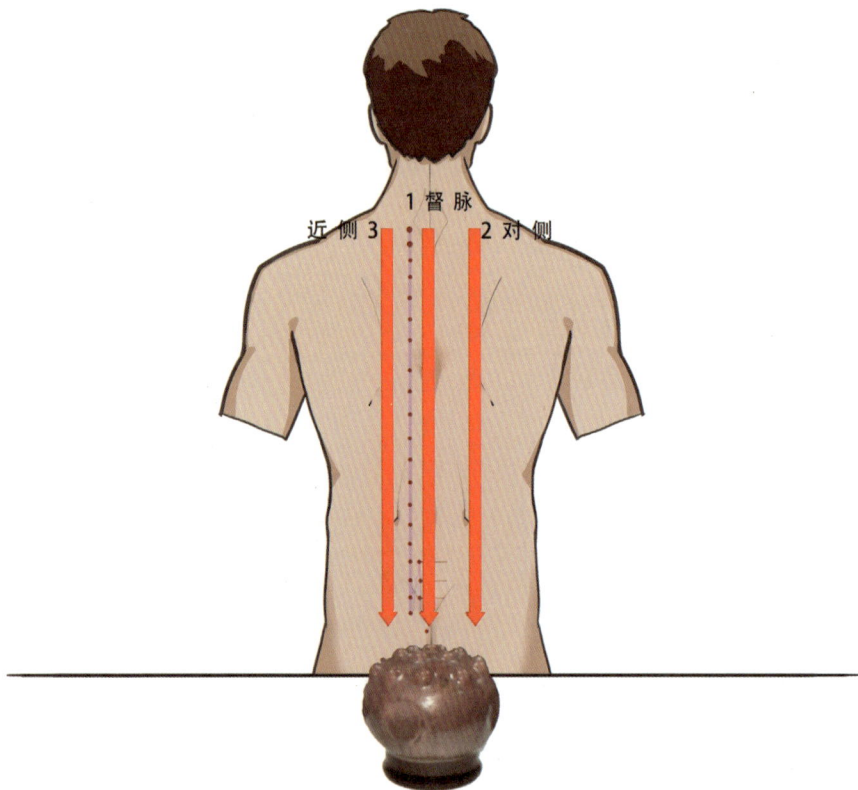

图 2-2-3　揉罐操作路径图

（3）推罐：推罐前宜选用介质油在背部均匀涂抹，再选用小号罐，用常规棉球点火后进行推罐。操作者将罐吸附在大椎，沿督脉及夹脊、背部两侧膀胱经推罐 3 个回合。在同一条经络来回推罐后，才可进行下一条经络的推罐。顺序为督脉→对侧膀胱经第 2 侧线→近侧膀胱经第 2 侧线→对侧膀胱经第 1 侧线→近侧膀胱经第 1 侧线（图 2-2-4），此为 1 个回合。推罐乃陶土平衡火罐疗法的第 3 个施术手法，其操作沿背部督脉、膀胱经垂直来回进行，目的在于推散背部瘀阻，进一步推动背部阳气布散，促进背部水液代谢（膀胱者，州都之官，津液藏焉，气化则能出矣），祛除背部邪气（虚实证皆有邪气，邪之所凑，其气必虚，故为虚证，实证必见邪气）。该疗法仍以大椎为起点，从上向下逆经循行推动祛邪，再从下往上顺经循行推动补虚，来回推罐祛邪扶正，补泻兼施。同时，推罐的强度较大，能刺激深层竖脊肌在内的肌肉层面，有效缓解整个背部深层的肌张力。

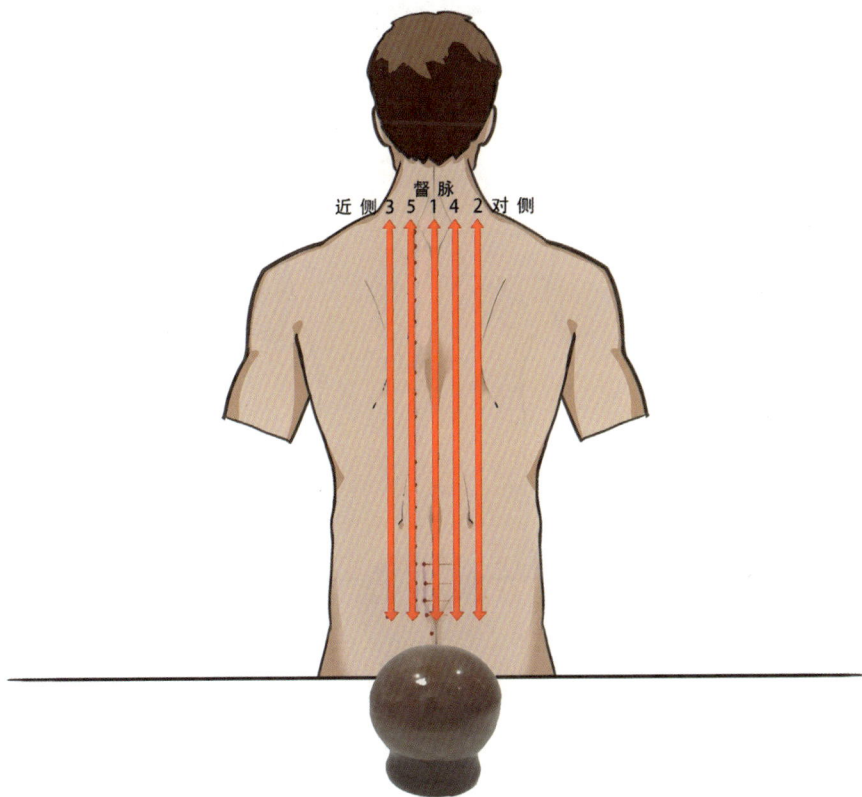

图 2-2-4　推罐操作路径图

（4）抖罐：推罐后，宜选用小号罐和常规棉球点火后抖罐。操作者在背部两侧膀胱经抖罐时，先在局部涂抹介质油，点火后快速吸罐，将罐体吸附于大杼。操作者手握罐底，将罐体稍牵拉用力，自上而下在背部两侧膀胱经沿"S"形及反"S"形走向抖罐，顺序为对侧膀胱经→近侧膀胱经（图2-2-5），此为1个回合，共在背部膀胱经抖罐3个回合。抖罐乃陶土平衡火罐疗法的第4个施术手法，沿背部膀胱经以"S"形及反"S"形轨迹进行操作，旨在疏通中深层肌肉。该路径不仅能够顺畅地柔和竖向肌肉，还具备弹拨竖向肌肉的功能，从而迅速解除肌肉间的粘连状态，从多个维度有效缓解背部肌肉的张力状况。

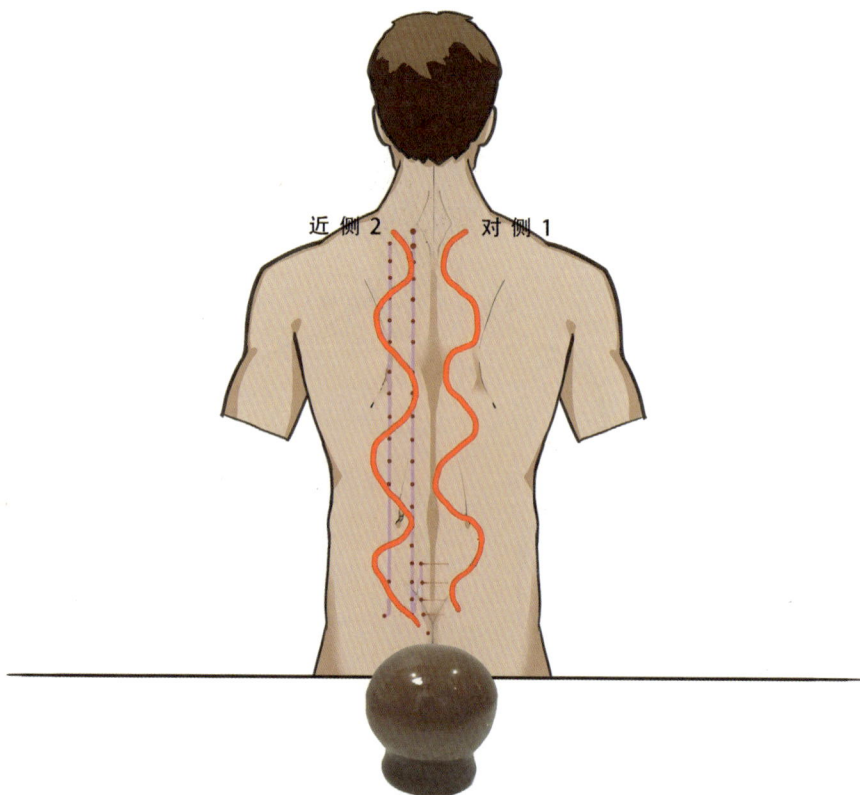

图 2-2-5　抖罐操作路径图

（5）留罐：抖罐后，操作者应用陶土罐专用棉球点火吸罐，在大椎及背部两侧膀胱经第 1、2 侧线中间，腰阳关留罐 7～10 分钟（图 2-2-6），大椎及腰阳关宜选用大号罐留罐，背部两侧膀胱经第 1、2 侧线中间宜选用中号罐或者是小号罐留罐。留罐乃陶土平衡火罐疗法的第 5 个施术手法，旨在收敛背部活跃流动的气血，以防止气血津液的过度损耗；并且调整背部各层次肌肉的张力状态，实现躯体左右两侧应力的均衡，最终达到调和脏腑阴阳平衡的目的。

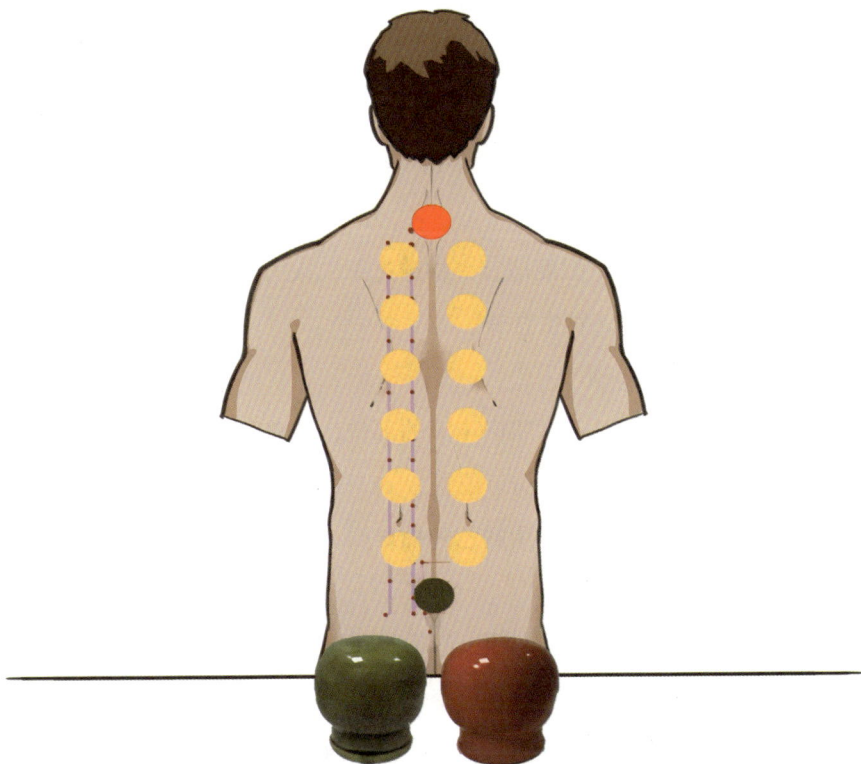

图 2-2-6　留罐位置图

3. 起罐手法

操作者一手拇指按压罐口皮肤，待空气进入罐内，另一手左右抖动揉压罐口，即可起罐。

4. 拔罐频率

每周 1 ～ 2 次，根据背部退痧情况而定。

5. 结束拔罐

用毛巾擦拭患者背部，协助患者穿好衣物，告知患者 4 小时后方可洗澡，注意保暖，避免受凉，嘱患者饮温开水 200 ～ 300mL。

（二）临床操作要点说明

1. 操作禁忌证

（1）高热抽搐及凝血机制障碍者。

（2）皮肤溃疡、水肿及大血管处。

（3）妊娠期、经期不宜拔罐。

2. 操作前注意事项

（1）根据拔罐部位情况选用大小适宜的陶土罐，检查罐口周围是否光滑，有无缺损裂缝。

（2）95% 乙醇棉球干湿度适宜，棉球过干，火力不足；棉球过湿，点燃后乙醇滴落则易变成火球，发生意外。

3. 操作中的注意事项

（1）采取合理体位，选择肌肉丰满的部位，骨骼凹凸不平和毛发较多处不宜拔罐。避开有水疱、瘢痕和伤口位置。

（2）注意用火安全，点火用的乙醇棉球要夹紧、干湿度适宜，以防棉球脱落或乙醇滴落烫伤患者皮肤。

（3）拔罐时动作要稳、准、快，起罐时勿强拉。

（4）操作过程中关注患者的病情变化、感觉及耐受程度。

（5）吸附及推罐的力度要视患者皮肤情况而定，避免过度摩擦患者皮肤。

4. 操作后的告知事项

（1）告知患者拔罐局部可能出现与罐口相当大小的紫色瘀斑，数日后可消失。

（2）告知患者 4 小时后方可洗澡，注意保暖，避免受凉，饮温开水 200 ～ 300mL，清淡饮食。

（三）陶土平衡火罐疗法操作评分表（表 2-2-1）

表 2-2-1　陶土平衡火罐疗法操作评分表

姓名：　　　　　　　　　　　　得分：

项目	要求	分数		扣分细则	扣分及内容
素质要求	仪表大方，举止端庄，态度和蔼	1.5	3	不达标一项扣 0.5 分	
	服装、鞋、帽整洁	1.5		不达标一项扣 0.5 分	

续表

项目		要求	分数	扣分细则	扣分及内容
操作前准备	核对	医嘱双人核对：患者姓名、性别、年龄、住院号、拔罐部位	4	1.无双人核对扣1分 2.核对内容不全面扣1分	
	评估	1.患者病情、既往史、过敏史、血液疾病史、意识、活动能力、有无感觉迟钝或障碍、有无凝血异常，女性患者是否在经期、妊娠期 2.患者体质及实施拔罐处的皮肤情况 3.患者心理状态及对疼痛的耐受程度 4.周围环境	4	缺一项扣1分	
	告知	1.操作目的及过程 2.可能出现的不适、并发症及注意事项，取得患者理解与配合	2	1.告知缺一项扣1分 2.解释不到位扣2分	
	准备	1.操作者：洗手、戴口罩 2.环境：无易燃易爆物品、光线明亮、温度适宜（口述） 3.物品：治疗盘盛陶土罐12个（检查备用罐有无缺损、罐口是否光滑），95%乙醇棉球盅，灭火盅（内盛少量清水），酒精灯，打火机，持物钳，介质油，洗手消毒液，纸巾或纱块，备大毛巾2条，弯盘2个，必要时备屏风、发帽 4.患者：取合理的体位、暴露拔罐部位，长发患者使用发帽，避免头发外露，注意保暖，保护隐私	10	1.操作者准备不充分扣1分 2.环境准备不足扣1分 3.物品准备不足，每欠一项扣0.5分 4.无摆放体位，患者头发外露各扣1分 5.无保暖、保护隐私各扣1分	

分数（操作前准备）：20

项目		要求	分数		扣分细则	扣分及内容
操作流程	核对	再次核对患者姓名、性别、年龄、住院号、拔罐部位	3		核对内容不全面扣1分	
		乙醇棉球干湿适当	2		乙醇棉球过湿滴液扣2分	
	拔罐	1. 点燃明火后在罐内中下段环绕，火苗未烧罐口 2. 火罐准确扣在已选定的部位，动作迅速，吸附力合适，安全熄灭点燃的棉球，持乙醇棉球方法正确，火焰不能跨越床单位 3. 顺时针在背部膀胱经两侧分别闪罐3个回合；用温热的罐底从督脉到对侧膀胱经到近侧膀胱经揉罐3个回合；背部均匀涂抹介质油；沿督脉遵循先中间后两边的顺序由上而下推罐3个回合；从对侧膀胱经到近侧膀胱经从上而下抖罐3个回合；抹净背部介质油；大椎留罐1个，背部两侧膀胱经从上而下留罐至腰阳关，留罐时间7～10分钟	35	50	1. 罐口出现火苗扣2分 2. 定位不正确扣1分 3. 每种罐法操作顺序、手法错误各扣3分 4. 每一个罐未能吸附皮肤扣1分 5. 灭火方法不正确扣1分 6. 火焰跨越床单位扣2分 7. 乙醇棉球火苗导致患者皮肤烧伤或床单元受损，不合格	
	观察	1. 观察火罐吸附情况，局部皮肤红紫程度，有无烫伤或水疱 2. 询问患者的感觉，如果感觉过紧过痛，随时起罐	5		1. 观察不到位，缺一项扣1分 2. 无询问患者感受扣2分	
	起罐	1. 一手持罐体，另一手拇指按压罐口皮肤，待空气进入，左右抖动揉压罐口即可起罐 2. 清洁皮肤 3. 协助患者摆放舒适体位，注意保暖	5		1. 起罐方法不正确扣2分 2. 无清洁皮肤扣2分 3. 无协助患者摆好体位扣1分	

续表

项目		要求	分数	扣分细则	扣分及内容
操作后	宣教	嘱患者拔罐后喝温开水200～300mL，4小时后方可沐浴洗澡	2	1. 无宣教扣2分 2. 无检查拔罐后皮肤扣2分 3. 无核对、无洗手、无整理床单元、无按要求处理医疗废物各扣1分	
	观察及评价	检查拔罐部位的皮肤，询问患者感受、目标达到程度	2		
	整理	再次核对患者身份，整理床单位，医疗废物按要求处理、洗手	4	12	
		清洁用物，按要求清洁、浸泡火罐（口述）	2	缺一项扣1分	
	记录	按要求洗手、记录并签名	2	缺一项扣1分	
技能熟练		1. 步骤正确，手法娴熟、轻巧 2. 操作与患者有互动	5	1. 欠熟练扣1分；不熟练扣3分 2. 无与患者互动扣2分	
理论提问		回答全面、正确（流程中的要点说明），背部经络腧穴的作用	10	回答缺一点扣1分	
合计			100		

注：1. 若有皮肤烫伤、衣裤等烧坏均为不合格。

2. 操作时间10～15分钟。

考核者签名： 考核时间： 年 月 日

二、陶土平衡火罐疗法异常情况处理

由于该操作需患者在俯卧位下进行，操作过程中偶尔会因体位改变导致患者头晕。操作时还可能出现陶土罐破裂、乙醇棉球过湿点燃后造成烫伤等情况。一旦出现上述状况应紧急处理，具体处理流程如下。

1. 晕罐

（1）立即停止操作，起罐：立即停止操作，并将已吸附的陶土罐迅速全部起出。

（2）平卧、宽衣、保暖：将患者扶至空气流通之处，让患者头低脚高位平卧，松开衣带，且要注意保暖。

（3）症状轻者静卧休息，给予温开水或糖水，即可恢复。

（4）在上述处理的基础上，可针刺水沟、素髎、内关、涌泉、足三里等穴，或艾灸百会、气海、关元等。尤其是艾灸百会，对眩晕有较好的疗效，可用艾条于百会上悬灸，至知觉恢复，症状消退。

（5）经以上处理，仍不省人事、呼吸细微、脉细弱者，要及时配合急救处理措施，如人工呼吸等。轻者，经前三个步骤处理即可渐渐恢复；重者，应及时进行后两个步骤。

2. 陶土罐碎裂

（1）嘱患者不要惊慌乱动，令其保持原有体位，以免因罐体碎片造成二次损伤。

（2）若陶土罐局部碎裂且未划伤皮肤，可用手或镊子将碎片取出，并更换陶土罐。

（3）若陶土罐碎裂较多且划伤皮肤较浅，可见到碎片残端时，用无菌镊子将所有碎片取出后，对损伤皮肤严格消毒，并用伤科黄水（佛山市中医院院内制剂）或其他伤科制剂涂敷包扎，每日更换敷料1次，直至结痂。

（4）若陶土罐爆裂且大面积划伤皮肤，伤口大量渗血，肌肉深层有较多碎片残留时，应按开放性损伤治疗，于手术室行清创缝合。

3. 皮肤烫伤及起疱

（1）操作结束后局部出现小水疱，只要注意不要擦破，可任其自然吸收。

（2）如水疱较大，对局部皮肤严格消毒后，可用消毒后的三棱针或粗毫针刺破水疱，放出水液，或用无菌的一次性注射器针抽出水液，再涂以陈渭良伤科油（或烫伤油）等，并以纱布包敷，每日更换敷料1次，直至结痂。注意不要擦破疱皮。

（3）如水疱处理不当，出现渗液或有渗血现象时，按外科伤口处理。

三、陶土平衡火罐疗法的辨证运用

陶土平衡火罐疗法作为中医传统疗法的一种，其核心理念为"阴阳平衡"。因此，陶土平衡火罐疗法运用陶土罐在中医基础理论指导下进行一系列操作，配合食疗、灸法、针法及手法操作，以达到补虚泻实、清热温寒、解表和里等治疗效果，同时调节人体脏腑气血的阴阳平衡，最终实现治疗骨伤科、内科、外科等各科疾病，以及各种疑难疾病的目的。以下是对陶土平衡火罐疗法治疗理念、治疗原则和治疗手法的详细介绍。

（一）治疗理念

《内经》言："善治者治皮毛，其次治肌肤，其次治筋脉，其次治六腑，其次治五脏。治五脏者，半死半生也。"而陶土平衡火罐疗法的操作层次恰好以皮肤、肌肉、筋膜为主，同时治疗过程中兼顾脏腑、气血、经络以综合治疗，符合古人所说的上医之法。与传统拔罐法相比，在运用陶土平衡火罐疗法治疗前，先以八纲辨证为基础，配合脏腑、经络辨证辨别疾病的证候属性，再结合不同罐法的治疗特点，以及操作手法的频率、轻重、顺逆、时机及拔罐后的保养等综合操作，可以达到辨病施治、辨证施治的目的，以应对不同的复杂疾病。用罐如用针，对小范围的穴位、肌肉、筋结点进行刺激；同时又如推拿，可对大面积的经络、肌肉、气血进行疏通。故善用罐者，从阴引阳，从阳引阴，以右治左，以左治右，以我知彼，以表知里，远近相合，以观过与不及之理，见微知著，用之不殆。

（二）治疗原则

1. 虚实原则

《灵枢·经脉》言："盛则泻之，虚则补之……不盛不虚，以经调之。"补虚泻实是中医治疗的基本原则之一，广泛应用于针灸等临床工作中，同时也适用于陶土平衡火罐疗法。对于实证（邪气盛）患者，采用泻法以祛邪外出；对于虚证（正气虚）患者，采用补法以扶助正气。对于虚实不明显（邪正相当）的患者，根据疾病相关联的经络进行调理。

2. 寒热原则

《素问·至真要大论》言："寒者热之，热者寒之。"清热温寒是中医治疗的基本原则之一。虽然陶土平衡火罐疗法以火温灸，罐体偏热属温法，但拔罐之后患者出汗及出痧则属于泻法，配合刺络放血可以达到清热泻火的效果，因此陶土平衡火罐疗法也可以实现调节寒热的目的。对于热证（阳盛）患者，采用快速的泻法以清热；对于寒证（阴盛）患者，采用长时间的温法以扶阳；对于寒热症状不明显（寒热夹杂）的患者，以常规治疗配合柔和手法以调整虚实寒热。

3. 表里原则

《素问·阴阳应象大论》言："其高者，因而越之；其下者，引而竭之；中满者，泻之于内。"在既往临床运用拔罐法时，较少提及按表里病位进行诊治的内容。根据医籍和前人经验，分清表里病位对于复杂疾病的治疗效果有明显提升。根据太阳主表及督脉总督一身阳气的观点，将背部作为治表的主要区域；因腹部有脾经、胃经、肾经循行，"阳明居中主土，万物所归，无所复传"，可将腹部作为治里的主要部位；而胁肋部及四肢外侧多有肝经、胆经、三焦经经过，且居于表里之间，为阴阳之枢纽，因此将胁肋部及四肢外侧作为协调表里的中枢区域。

4. 阴阳原则

《灵枢·至真要大论》言："阳病治阴，阴病治阳。"对于治疗阳病、阴病的运用，总体而言是对前文虚实、寒热、表里的概括。阳者，在表属实偏热；阴者，在里为虚偏寒。因此运用阳病治阴理论的陶土平衡火罐疗法则包括三重含义：一是根据阳的基本特性，如在表属实偏热的病，应用解表、泻实、清热的治法；二为根据阳的趋势特点，如在阳之病易传入阴，则先治阴，达到先阻进路，再断退路，最后攻其本病的效果；三是根据阴阳的消长平衡性质，如壮水之主以制阳光，通过补阴以克制阳病。阴病治阳也是同理。

5. 三因原则

（1）**因时制宜**：四时五运气候不同，人体的气血盛衰、寒热变化、感受邪气的性质等均有不同，《素问·四气调神大论》言："夫四时阴阳者，万物之根本也。所以圣人春夏养阳，秋冬养阴。"由此可知，在春夏阳气升发之时应当采用温阳法以治疗阴病，秋冬阴气隆盛之时应采用滋阴法以治疗阳病。同时《素问·六元正纪大论》又有"用寒远寒，用热远热""热无犯热，寒无犯寒"之说法，提出在春夏阳盛之时不可采用温阳法治疗阳病，否则热搏耗伤津液；秋冬冻彻之时不可采用滋阴法治疗阴病，以免阴寒内盛损伤阳气。总而言之，其因时的前提是因病因证而治。

（2）**因人制宜**：在运用陶土平衡火罐疗法时，应充分考虑患者的体质、年龄、病情等因素。不同体质、年龄和病情的患者对刺激的耐受性不同，因此需要根据具体情况选择合适的补泻手法和刺激强度。例如，对于体质虚弱、年龄较大的患者，应采用较为温和的补法；而对于体质强壮、病情较重的患者，可适当采用较强的泻法。

（3）**因地制宜**：《素问·异法方宜论》言："黄帝问曰：医之治病也，一病而治各不同，皆愈，何也？岐伯对曰：地势使然也。"早在几千年前古人便根据不同地域的特点，提出体质也有所不同，所生的病亦有所不同，治法上当有所差异的理论。如东方之地，乃鱼盐海滨之域，其人多黑色疏理，多生痈疡之病；西方之地，乃沙石金玉之域，其人多华食而脂肥，外邪难伤其体，多为内生之病；北方之地，乃冰寒干燥之域，其人多脏寒而生满病；南方之地，乃阳盛雾露之域，其人多致理而赤色，病多痹痛拘挛之疾；中土之地，乃平地多湿之域，其人多生痿厥寒热之病。因此在罐法选择运用上要注意地域的特性，即南方人少用温补罐法、北方人少用寒泻罐法等。

6. 综合施治

陶土平衡火罐法疗法不是孤立的治疗方法，而常与其他中医治疗方法相结合，如针灸、食疗、导引等。通过综合施治，可以发挥各种疗法的协同作用，减少患者身体对于不同疗法的耐受性，提高治疗效果。同时，在治疗过程中可以观察患者的反应和病情变化，及时调整不同的治疗方案。

（三）具体治疗操作方法

1. 补虚泻实法

（1）顺逆补泻：操作时顺时针为补，逆时针为泻；顺经络或垂直向上为补，逆经络或垂直向下为泻。这些操作方法旨在通过不同的刺激方向，调节经络的气血运行，达到补泻的目的。

（2）轻重补泻：轻刺激的手法为补，重刺激的手法为泻。手法的轻重可以通过操作者的控制来实现，以调节对局部组织的刺激强度。

（3）深浅补泻：吸拔压力的大小会引起皮肤、肌肉深浅程度的变化，进而直接影响治疗效果。一般来说，吸拔压力较小、吸取表浅为补法，适用于体质虚弱、病情较轻的患者；吸拔压力较大、吸取深层为泻法，适用于体质强壮、病情较重的患者。

（4）时间补泻：吸拔时间的长短也是影响补泻效果的重要因素。吸拔时间较长、刺激较浅的为补法，适用于需要短时间刺激、调节气血平衡的患者；吸拔时间较短、刺激较深的为泻法，适用于需要较强刺激疏散病邪的患者。

（5）呼吸补泻：在操作过程中，对于一些肺系疾病或者气机不畅的疾病，配合呼吸亦可以实现补泻效果，如操作前深吸气，拔罐时深呼气，为泻法；操作前深呼气，拔罐时深吸气，为补法。

（6）复式补泻：复式补泻手法是综合运用上述的多种补泻手法，按照君臣佐使原则配合以形成复式补泻，更适用于临床复杂多变的疾病。顺逆补泻为君法，轻重、深浅补泻为臣法，时辰补泻为佐法，呼吸补泻为使法。如复式补法为顺经络、表浅、短时间的轻刺激；复式泻法则与之相反。

2. 清热温寒法

对于清热温寒手法需配合穴位及针刺放血疗法。如温寒手法，选取命门、肾俞等穴位，在操作后留罐在这些穴位上，同时用布覆盖罐体，利用罐体余热刺激，达到温阳散寒的目的；如清热手法，选取大椎、膈俞等穴位，在操作后用三棱针在这些穴位上点刺放血，再选取新罐留罐以凉血泄热。

3. 解表和里法

对于解表和里法需结合操作部位。如解表法的核心是通过发汗将邪气排出，中医基础理论认为背为阳，宜用汗法，同时背为太阳经循行的主要路线，且太阳主表，因此在背部用大面积、反复的罐法刺激以达到全身发汗的目的；和里法的核心是直接作用于最里层，一则使邪气不再传里，二则使邪气从二便泻出，故在腹部柔和操作以和里。

（四）陶土罐与介质选择

1. 陶土罐选择

根据患者不同体位、不同部位及治疗需求，选择合适的陶土罐。陶土罐的大小、形状应适用于治疗区域，以便更好地发挥治疗作用。具体内容可参考本书第一章第三部分。

2. 操作介质

对于操作介质的选择，总体以油状介质为主，同时避免选用刺激性强、成分杂质多、质地黏稠的介质。因此我们目前选用陈渭良伤科油作为操作介质。

综上所述，陶土平衡火罐疗法的补泻手法和补泻原则体现了中医的整体观念和辨证施治思想。在实际应用中，应根据患者的具体情况和病情变化灵活选择、调整操作手法和刺激强度，以达到最佳的治疗效果。

四、罐印罐痕的临床辅助诊疗

本章第一节已论述在陶土平衡火罐疗法操作之前的辨证，下面将探讨陶土平衡火罐疗法操作完成后的辨证。脊柱两侧及躯干部的罐痕罐印可以辅助临床诊疗，尤其是针对某些患者临床体征较少，而主观症状较多、证候复杂的情况，可以通过临床罐印罐痕进一步验证其证候。

（一）罐印罐痕的色泽

1.局部罐印罐痕色淡提示虚证（图2-2-7），多为气血亏虚不能润养肌肤。罐后皮色无明显变化，局部触之不温，多提示虚寒证（图2-2-8）。

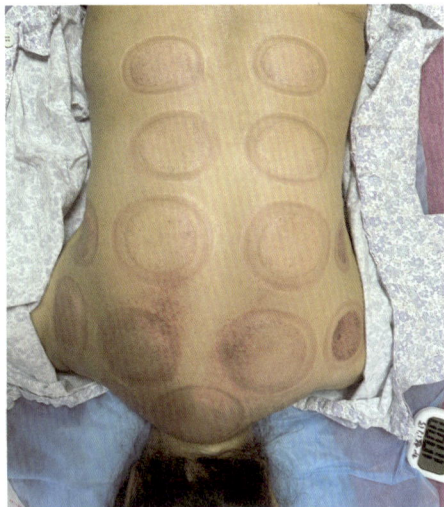

图 2-2-7　罐痕罐印色淡

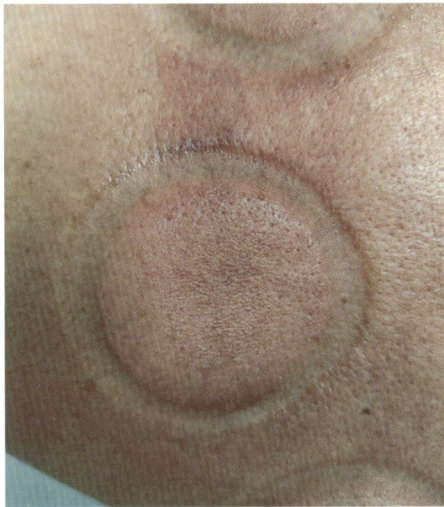

图 2-2-8　拔罐后皮色变化小

2.局部罐印罐痕色深红提示热证（图 2-2-9）。不伴有局部肤温升高多为阴虚火旺，伴有局部肤温升高多提示热毒炽盛。

3.局部罐印罐痕紫红色或紫黑色（图 2-2-10），无斑疹和局部肤温升高现象，提示寒凝证、血瘀证。颜色深浅不同，轻重也有差别。若兼有斑疹、局部触之微痛、身体发热等现象，提示热毒内盛、热入营血。

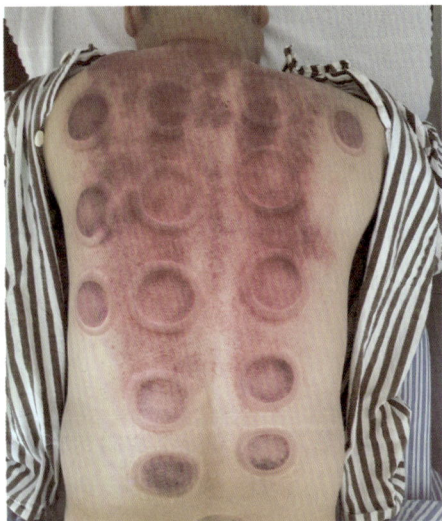

图 2-2-9　深红罐印罐痕

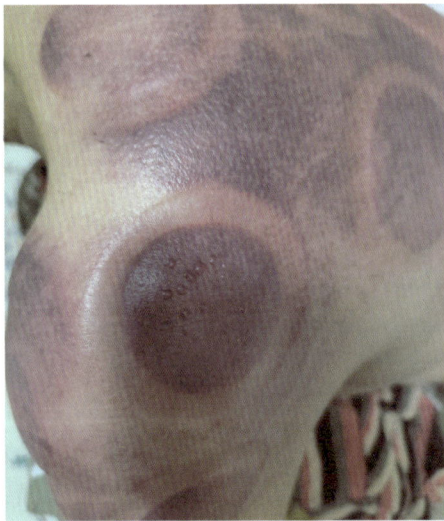

图 2-2-10　紫黑色罐印罐痕

（二）异常分泌物

1. 操作过程中患者出现油脂样分泌物（图 2-2-11），提示痰湿内蕴，亦可见于血脂高、暗疮等。

2. 局部出现水珠，伴皮肤浮肿、潮湿，提示湿气盛；其中水珠清澈提示寒湿盛，水珠黄浊提示湿热盛（图 2-2-12）。水珠血红，兼见罐印罐痕暗红色，提示患者久病、湿热血瘀（图 2-2-13）。

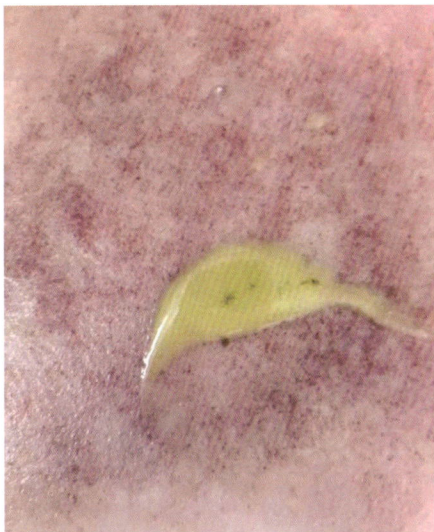

图 2-2-11　油脂样分泌物

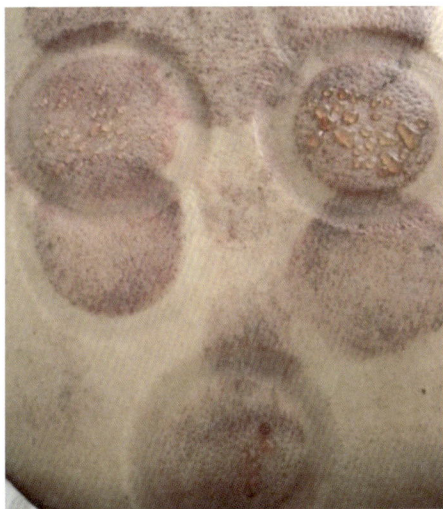

图 2-2-12　水珠黄浊

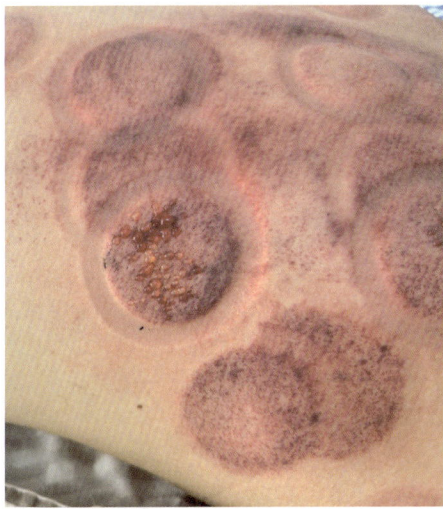

图 2-2-13　水珠血红

（三）患者自觉症状

1. 留罐期间，患者自觉罐中灼热，操作后罐内温度维持在40℃以上提示火热盛；患者自觉罐中温暖如烤火般，操作后罐内温度低于室温并伴有水珠提示寒湿重。

2.操作后，患者自觉局部皮肤微痒或出现皮纹提示外感风邪（图2-2-14）。

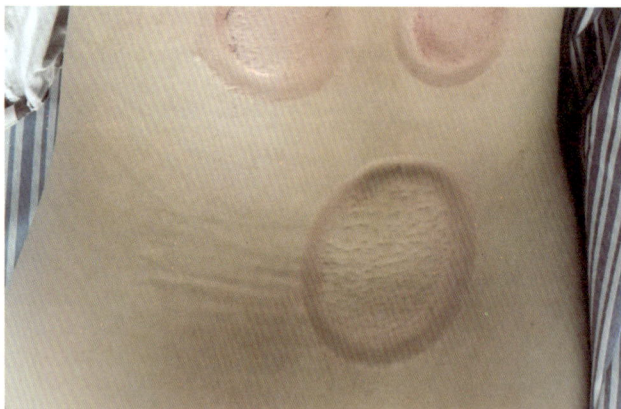

图 2-2-14 皮纹

　　拔罐过程中，没有产生罐印罐痕或罐印罐痕的色泽消退很快，甚至立即恢复常色，说明疾病程度较轻。拔罐后，若病情好转，罐印罐痕也会随之变浅；如果罐印罐痕消退很慢，提示病症日久，需要多次治疗及后续调养。在此仅列出目前临床操作过程中观察到的主要罐印罐痕、异常分泌物及患者自觉症状等，随着陶土平衡火罐疗法的大范围推广应用，未来会有更多临床资料可供分析，以丰富本节内容。

临床案例篇

第三章　骨伤科疾病

　　骨伤科主要研究人体骨骼、关节、肌肉、韧带、肌腱等组织在受到外力作用或自身病变影响下的损伤与修复。它涉及骨折、脱位、软组织损伤、骨关节炎、骨质疏松等多种疾病的诊断、治疗与预防。传统中医将其分为筋伤和骨伤两部分，并强调整体观念，即筋骨并重、骨正筋柔。骨骼系统的损伤不仅与脏腑功能、气血运行等密切相关，还可能与软组织的损伤有关。因此，在治疗上，中医骨伤科仍注重辨证施治，对于早期骨折、脱位等患者采用手法复位、小夹板固定后，配合中药内服外敷等多种手段，以达到活血化瘀、疏通经络、消肿止痛的目的。对于中后期骨折恢复后，关节活动僵硬、肌肉萎缩、生活功能受限的患者，一般采用推拿、针刀、手术等方案进行松解。

　　陶土平衡火罐疗法根据肌肉、筋膜与经络之间的联系，运用经络辨证，以背部操作为基础，结合发病部位、相关穴位及关联经络，通过不同的操作手法、操作时间、操作力度，配合食疗、功能锻炼等方式，力求恢复关节、肌肉的正常生理功能。骨伤科疾病多以气血瘀阻、脉络不通为主，罐法操作时采取先阳经、后阴经的方式。总而言之，本章主要是展示陶土平衡火罐疗法在骨伤科疾病治疗中的综合运用，为各位同行在诊疗过程中提供新的思路。

第一节　肋骨骨折

　　肋骨骨折是最常见的胸部损伤，多由于直接或间接的暴力外伤导致肋骨的完整性和连续性中断。其中，第 1～3 肋骨粗短，且有锁骨、肩胛骨保护，一般不易发生骨折；第 4～7 肋骨较长而纤薄，易发生骨折；第 8～10 肋前端肋软骨形成肋弓与胸骨相连，第 11 ～ 12 肋前端游离，弹性较大，不易骨折。据统计，约 40% 的胸外伤患者合并有肋骨骨折，肋骨骨折在全部创伤中大约占 10%。老年人由于骨质疏松、肋骨弹性较差，肋骨骨折发生率高于中青年人。

一、发病原因和机制

肋骨骨折一般由外来暴力所致。直接暴力作用于胸部时，肋骨骨折常发生于受打击部位，骨折端向内折断，造成胸内脏器损伤。间接暴力作用于胸部时，如胸部受挤压的暴力，肋骨骨折发生于暴力作用点以外的部位，骨折端向外，容易损伤胸壁软组织，产生胸部血肿。开放性骨折多见于火器或锐器直接损伤肋骨。当肋骨有病理性改变，如骨质疏松、骨质软化，或有原发性肋骨肿瘤和转移性肋骨肿瘤的基础，也容易发生病理性肋骨骨折。

二、临床分类

根据受外伤后肋骨的断端有无刺破皮肤黏膜或与外界相通，可将肋骨骨折分为开放性肋骨骨折和闭合性肋骨骨折；根据肋骨骨折程度又可分为单根单处肋骨骨折、单根多处肋骨骨折、多根单处肋骨骨折及多根多处肋骨骨折；根据骨折断端是否完全分离分为完全性骨折及不完全性骨折。

三、中医理论

根据其症状表现及发病原因和机制，可将其归属于"胸痹""骨折病"等范围。肋骨骨折患者往往有外伤病史，暴力超过骨骼承受范围，发为骨折。骨折筋伤，局部血脉受损，血溢脉外，聚于肌腠，故见肿胀；瘀血内阻，血行不畅，不通则痛，故见疼痛。骨折后胸肋部失去肋骨的支撑，故见胸部活动受限，证型多为气滞血瘀。

四、治疗原则

肋骨骨折的处理原则为复位固定骨折端、对症治疗及防治并发症。

1. 保守治疗

保守治疗主要应用于无明显错位的肋骨骨折患者。西医治疗方法包括补液、镇痛等药物治疗，胸部外固定，以及呼吸机辅助呼吸等。中医治疗方法包括中药内服、外用膏药贴敷、针灸止痛等。

2. 手术治疗

对于开放性肋骨骨折及严重移位造成的反常呼吸、合并血管神经损伤、大量血气胸、应用呼吸机治疗效果不佳等需要手术治疗。

五、验案举例

李某，男，68岁，佛山市中医院住院患者。

【主诉】车祸伤致左胸胁部疼痛4个月余。

【病史】2024年2月7日17时患者乘坐出租车发生追尾，伤及头枕部、左胸胁部，伤处疼痛，左胸胁活动受限，伴有头晕耳鸣不适，短暂意识不清，当时无昏迷。患者受伤后于当地医院急诊科就诊（具体诊治不详）。现患者左胸胁疼痛，为求进一步治疗，以"陈旧性肋骨骨折"于骨科住院治疗。

【专科检查】胸廓对称，左胸部无明显肿胀。左侧第9、10肋骨腋端轻压痛。左侧胸廓挤压试验弱阳性。局部未扪及明显骨擦感。胸部转侧活动稍受限，无呼吸引痛。

【辅助检查】胸部正侧位X线检查：左侧第9、10肋骨陈旧性骨折。

【诊断】左侧第9、10肋骨陈旧性骨折。

【施护原则】行气活血，祛瘀止痛。

【施护措施】

1. 陶土平衡火罐疗法

患者采取俯卧位。操作部位以腰背部为主，左侧肋骨后缘为辅。治疗频率为每周 1 次，一般治疗 3 ~ 4 次，视患者病情，治疗频率可改为 1 ~ 2 个月 1 次。

（1）局部闪罐、推罐及抖罐：取罐底带齿突的中号罐在背部膀胱经闪罐，在患处闪罐时发现患者疼痛难忍，考虑患者肋骨骨折后瘀血积滞于肋间隙及胸膜，于是改变手法，先在患处周围进行陶土罐的推罐。罐内稍带负压在患处进行松解，重点在左侧肋骨后缘（避开骨折端）来回轻柔地推罐，起到祛瘀通络、调畅气血的作用。待皮肤变潮红出痧后，用提拉震抖手法松解粘连的肌肉组织（图 3-1-1）。

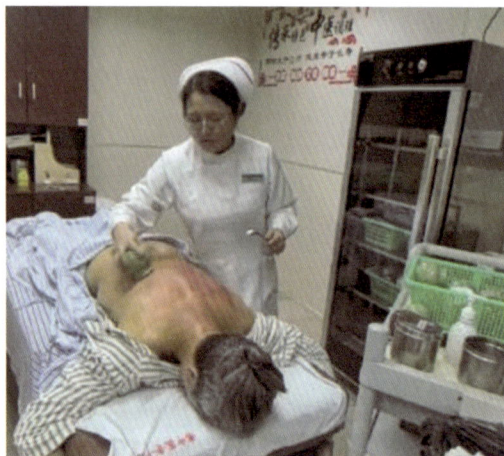

图 3-1-1　抖罐操作图

（2）整体腰背部陶土平衡火罐疗法：患处进行闪罐、推罐及抖罐后，患者疼痛感明显减轻，这时再进行腰背部膀胱经 3 个回合的闪罐（注意避开骨折端操作）。闪罐后将温热的罐体在腰背部膀胱经揉罐 3 个回合。揉罐后利用小号罐沿督脉、华佗夹脊，以及腰背部膀胱经第 1、2 侧线推罐 3 个回合。推罐后在腰背部膀胱经抖罐，再在标准位置留罐 10 ~ 12 个，罐体留置时操作者稍用力牵拉罐体，以验证罐体的牢固性。留罐 7 ~ 10 分钟，以一手拇指按压罐口边缘皮肤，待空气进入后另一手夹持罐体取罐，完成整个陶土平衡火罐的治疗。操作时先在患处引邪出表，后疏通腰背部膀胱经，调畅全身气血，此法利用了先局部、后整体的观念治疗。

2. 护理宣教

（1）饮食指导：嘱患者多食行气活血之品，如桃红川芎乌鸡汤、陈皮黑木耳瘦肉汤等。

（2）功能锻炼：指导患者进行有效深呼吸训练、吹气球训练、手指爬墙训练及太极拳锻炼等。

【疗效评价】

治疗前：患者视觉模拟评分法（VAS）疼痛评分5分；BADL生活评定量表评分60分；动脉血氧饱和度（SaO_2）85.68%，动脉血氧分压（PaO_2）92.7mmHg。

治疗后：患者VAS疼痛评分2分；BADL生活评定量表评分90分；SaO_2 96.22%，PaO_2 96.63mmHg。

第1、2次治疗后的罐印对比见图3-1-2。

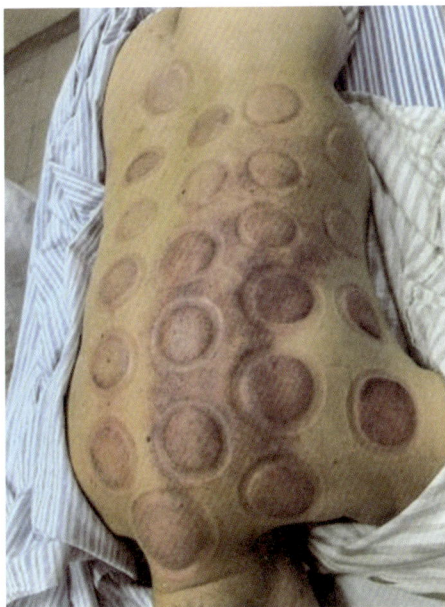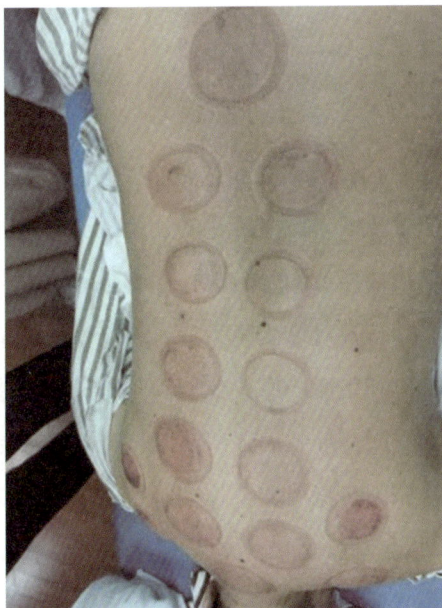

（A）第1次治疗　　　　　　　　　　　（B）第2次治疗

图3-1-2　第1、2次治疗罐印对比图

六、总结应用

佛山市中医院已使用陶土平衡火罐疗法治疗 17 例肋骨骨折患者。经过平均 2 个月的随访，所有患者肋骨骨折愈合情况良好，疼痛症状基本消失，胸肋部疼痛未复发。肋骨骨折的慢性并发症包括胸膜粘连、慢性疼痛、主观呼吸困难等，多导致患者生活质量低下。笔者认为在运用陶土平衡火罐疗法治疗时，要注意在骨折 2 周后才能采取该疗法，患处周围的操作手法宜轻柔缓慢，防止骨折断端的移位。治疗时要以先局部、后整体的思路，重点疏通骨折端周围的经络，缓解背部肌肉组织的张力，有效推动气血在骨折断端的流动，利于骨折的生长愈合。通畅经络血脉，使得气血阴阳归于平和，减少骨折愈合后出现胸膜粘连引起呼吸困难；缓解背部肌肉组织的张力，温通经络气血，实现减轻疼痛及预防并发症的目的。

第二节　肱骨近端骨折后关节僵硬

肱骨近端骨折占所有骨折的 5%～6%，是老年群体中第三常见的骨折。随着我国人口老龄化的加剧，肱骨近端骨折的患者数量逐年增加，尤其是低能量损伤导致的骨质疏松性骨折。虽然肱骨近端骨折为关节周围骨折，但如果未能进行及时恰当的治疗，将严重影响肩关节的活动功能，进而影响人们的日常工作和生活。肩关节僵硬是指肩关节主动活动和被动活动时，向各方向的活动均受限，导致肩关节活动度与日常生活活动能力降低。手术患者由于术后疼痛等原因多将肩关节长期维持在某一固定位置，从而导致肩关节僵硬、肩部运动功能降低。临床上也称其为继发性冻结肩。

一、发病原因和机制

肩关节僵硬通常发生在患侧肩关节经历创伤或手术之后。由于肩峰下滑囊的粘连与炎症，或是囊性结构的纤维化，造成肩部活动受限并伴有疼痛。在此基础上，与原发性肩关节僵硬相比，创伤及手术后继发的肩关节僵硬具有其特定的致病原因，可能包括骨折后的骨不连、肩部神经血管的损伤，以及骨与软组织的缺血性坏死等。

二、临床分类

骨折术后出现的肩关节僵硬为继发性肩关节僵硬，属于肩关节僵硬的一小类。临床对肩关节僵硬的分类方法很多，但目前没有一种分类方法是全世界都接受的。多数学者倾向于将肩关节僵硬分为两类：原发性肩关节僵硬和继发性肩关节僵硬。其共同点是肩关节主动和被动活动均明显受限。由于肩关节固有的病变所导致的僵硬，如肩袖病变、肩锁关节炎、肱二头肌腱炎、钙化性肌腱炎等，称为原发性肩关节僵硬。继发于外部原因，包括创伤，如肱骨近端骨折、肩锁关节损伤、锁骨骨折、肩胛骨骨折、肩关节反复重复活动（如从事投掷运动的运动员）和手术，称为继发性肩关节僵硬。外科手术是导致继发性肩关节僵硬的公认原因。

三、中医理论

根据关节僵硬的症状，本病属于骨折并发症，可将其归属于中医学的"肩痹""尪痹"等疾病。本病主要是由于跌扑损伤导致骨折筋伤。局部血脉受损，血溢脉外，聚于肌腠，故见肿胀；瘀血内阻，血行不畅，不通则痛，故见疼痛；久病筋脉瘀滞，血不荣筋，筋急不得屈伸，故为关节僵硬。本病中医理论可与本章第六节肩周炎互相参照。

四、治疗原则

与原发性肩关节僵硬的自愈性不同，继发造成的肩关节僵硬无自愈性，其治疗原则为对症治疗及防治并发症。

1. 保守治疗

对于病程少于 3 个月或未接受治疗的继发性肩关节僵硬患者可以采用非手

术治疗，包括西医药物治疗、物理治疗及中医药治疗。其中西医药物治疗以非甾体抗炎药为主，常联合物理治疗、功能锻炼。中医药治疗参照本章第六节肩周炎"治疗原则"。

2. 手术治疗

目前手术治疗包括麻醉下手法关节松解术、关节镜下关节囊松解术和开放手术松解。临床治疗肩关节僵硬多以关节镜下松解术为主。

五、验案举例

王某，女，66 岁，佛山市中医院住院患者。

【主诉】右肱骨近端骨折术后 6 个月余，右肩部活动受限 2 个月。

【病史】患者 2023 年 9 月跌倒致伤，右肩部疼痛、活动受限，当时无昏迷、呕吐，受伤后于佛山市中医院骨科急诊就诊，予手法复位、黄水纱外敷、小夹板外固定术后收入院手术治疗。2023 年 9 月 23 日行右肱骨外科颈骨折切开复位内固定术，术后未经系统康复治疗。2024 年 4 月 18 日因右肩关节活动受限复诊，门诊拟以"右肩周炎、右肱骨外科颈骨折术后"收入院治疗。

【专科检查】右肩部无畸形，右肩前区见瘢痕，局部轻度肿胀，无压痛。右肩关节活动受限（外展 0°～75°、前屈 0°～90°、背伸 0°～20°）。远端指动、血运良好，感觉无麻木。

【辅助检查】右肩部正侧位 X 线检查：右肱骨外科颈骨折术后复查，内固定物固定在位，骨折端对位对线可，有骨痂生长；右肩关节间隙稍宽。

【诊断】右肱骨外科颈骨折术后关节僵硬。

【施护原则】舒筋活络。

【施护措施】

1. 陶土平衡火罐疗法

患者体位以坐位为主，俯卧位、仰卧位为辅。操作部位以腰背部为主，右肩部及右上肢为辅。治疗频率为每周 1 次，一般治疗 3～4 次，视患者病情，治疗频率可改为 1～2 个月 1 次。

（1）闪罐：患者取坐位，用罐底带齿突的中号罐在背部两侧膀胱经及肩前区闪罐 3 个回合后，重点对肩前、云门、中府及手三阳经上的肩髃、肩中俞、肩外俞、天宗、秉风、肩贞等穴位闪罐，待皮肤变潮红后即可停止闪罐，起到促进肩背部血液循环、改善局部肌肉张力的作用。

（2）揉罐：闪罐后将温热的罐体在督脉及背部两侧膀胱经揉罐 3 个回合，再重点对手三阳经及手三阴经揉罐 3 个回合（先阳经、后阴经），充分利用罐体尚存的温热能量疏通患者肩背部的经络，起到温经通络的作用。

（3）推罐：腰背部涂抹陈渭良伤科油，利用小号罐沿督脉、华佗夹脊，以及两侧膀胱经第 1、2 侧线推罐 3 个回合，再重点在肩部的手三阳经及手三阴经推罐各 3 个回合（先阳经、后阴经），直至出痧，起到疏通肩部瘀滞经络、松解肩周粘连肌肉的作用。

（4）抖罐：取小号罐，在局部涂抹陈渭良伤科油，将罐体吸附于患者体表，手握罐底，将罐体稍牵拉用力，在背部两侧膀胱经抖罐 3 个回合。再重点对胸大肌上的肩前、云门、中府及手三阳经上的肩井、天宗、臑俞、曲垣等相关穴位，以及斜方肌、三角肌、冈上肌、冈下肌、背阔肌进行牵拉震抖，通过牵拉、抖动等手法进行良性刺激可以进一步松解粘连的韧带及肌肉组织、调节机体平衡；注意以痛点为中心，由四周向中心方向提拉震抖。

（5）留罐：患者取俯卧位，在大椎、背部两侧膀胱经及手三阳经相关穴位留罐 10 ～ 12 个，罐体留置时操作者稍用力牵拉罐体，以验证罐体的牢固性。重点在右肩背部留大号罐，留罐 7 ～ 10 分钟。再让患者取仰卧位，在肩前、云门、中府留罐 6 分钟。留罐结束后以一手拇指按压罐口边缘皮肤，待空气进入后另一手夹持罐体取罐，完成整个陶土平衡火罐治疗。

留罐部位及罐印见图 3-2-1。

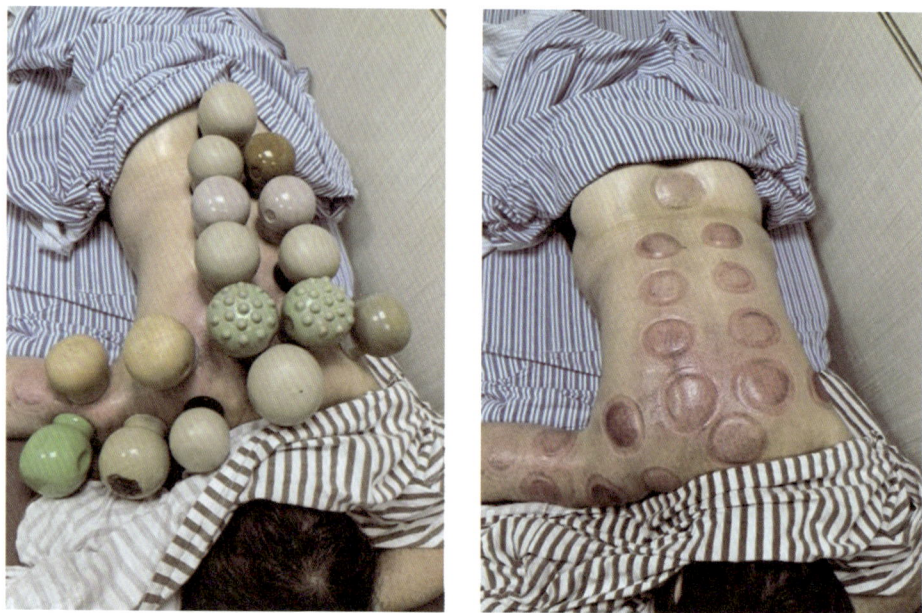

（A）留罐部位　　　　　　　　　　　　（B）罐印图

图 3-2-1　留罐部位及罐印图

2. 护理宣教

（1）饮食指导：患者宜多食具有舒筋活络效果的食物。

（2）功能锻炼：起罐后指导患者进行肩关节（伤肢）前屈、后伸、内收、外展等功能锻炼。指导患者进行手指爬墙运动、左右手滑轮练习、右上患肢前屈及外展练习，使用练习棒站立进行内旋外展练习。必要时将陶土罐吸附于肱二头肌、三角肌、胸大肌、斜方肌、背阔肌等肌肉的附着点进行抗阻力活动训练。

【疗效评价】

治疗前：患者 VAS 疼痛评分 5 分；肩关节各个方向活动受限（外展 0°～75°、前屈 0°～90°、背伸 0°～20°）。

治疗后：患者 VAS 疼痛评分 0 分；肩关节各个方向活动受限明显改善（外展 0°～88°、前屈 0°～140°、背伸 0°～25°）。

操作前后患者右上肢功能对比见图 3-2-2。

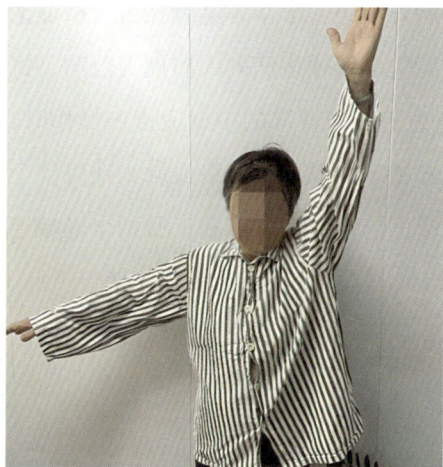
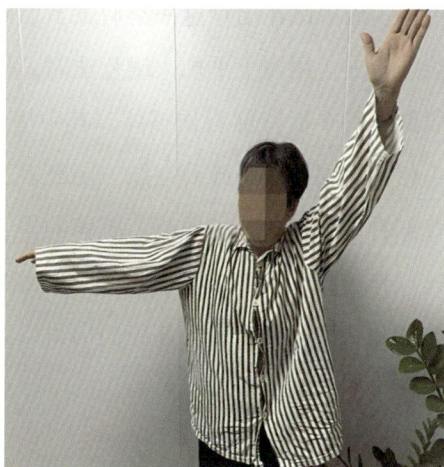

（A）治疗前外展　　　　　　　　　　（B）治疗后外展

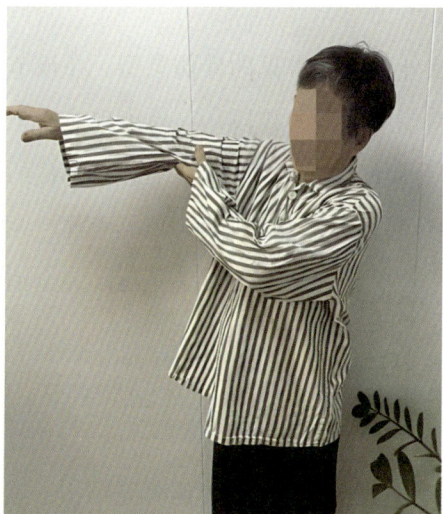
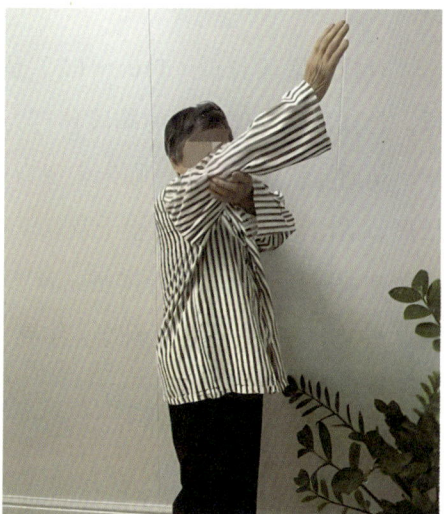

（C）治疗前前屈　　　　　　　　　　（D）治疗后前屈

图 3-2-2　治疗前后肩关节活动对比图

六、总结应用

　　佛山市中医院已使用陶土平衡火罐疗法治疗 37 例肱骨近端骨折术后关节僵硬患者。经过平均 2 个月的随访，患者关节僵硬症状均好转。研究表明，部分术后或创伤后肩关节僵硬患者即使进行了手术松解，其肩关节功能恢复仍然不佳。而中医在治疗这一类肩关节僵硬疾病方面经验丰富。笔者在古人辨证论治经验上运用陶土平衡火罐疗法时，仍将肩关节僵硬疾病列入肩周炎范畴，将肩部及整个后背部看作整体，其中肩部作为上肢和背部的中枢应点。操作时，不仅在肩周局部经脉及上肢三阴经、三阳经施术，以通畅经络血脉，还将整个背部看作阳气上升的通路、脏腑的体表投影区。通过在背部和上肢两个区域连续操作，让气血从中焦脾胃出发，经膀胱经、督脉运行至上肢部，使得上肢、肩部和背部气血充足，筋膜肌肉得以濡养，阴阳归于平和，从而恢复肩关节的正常生活功能。

第三节　胸腰椎骨折

脊柱胸腰段骨折（T10～L2）是脊柱外科最为常见的外伤类型。在该节段，脊柱由运动度较小的胸段移行为运动幅度较大的腰段，容易出现应力集中，从而导致骨折发生。临床表现为外伤后局部剧烈的疼痛，伴有损伤部位的压痛、活动受限等；伤后躯干及双下肢感觉麻木、无力，或者刀割样疼痛，大小便功能障碍（无法自行排便或者二便失禁），严重者双下肢感觉运动完全消失，甚至出现腹痛、呼吸困难、休克、意识丧失等。

一、发病原因和机制

胸腰段脊柱头端10个椎体与肋骨和胸骨形成一个圆锥形的骨笼结构，该结构相对稳定，活动度较差；而尾端腰椎椎体较少，且无肋骨相连接，活动度更好，因此大部分退行性病变均发生于此处；中间移行段（T10～L2）作为链接部位，承受脊柱由上向下传递的应力，在外界暴力作用下容易出现结构破坏。

二、临床分类

胸腰椎骨折分为单纯性楔形压缩性骨折、稳定性爆破型骨折、不稳定性爆破型骨折、Chance 骨折、屈曲－牵拉型损伤、脊柱骨折－脱位等。①单纯性楔形压缩性骨折：这是由于脊柱前柱损伤所致。此类骨折对中柱无损伤，脊柱仍然保持稳定性。②稳定性爆破型骨折：这是由于脊柱前柱和中柱损伤所致。此类骨折对脊柱的后柱不产生影响。③不稳定性爆破型骨折：这是由于脊柱前、中、后三柱同时损伤所致。一般患者是受到暴力的竖直压缩，加上顺时针的旋转，导致后柱发生断裂，因而出现创伤后脊柱后凸和进行性神经症状。④ Chance 骨折：该类型为椎体水平状撕裂性损伤，也属于不稳定型骨折。⑤屈曲－牵拉型损伤：该类型为脊柱前、中、后三柱同时损伤，前柱部分压缩损伤，属于潜在不稳定型骨折。⑥脊柱骨折－脱位：这是由于脊椎在高能量暴力损伤下同时出现椎体骨折和脱位，绝大多数的脊柱骨折－脱位为屈曲型，属于移动性损伤。

三、中医理论

根据其症状表现及发病原因和机制，可将其归属于"痛痹""骨折病"等范围。这一类患者多由于外伤病史，暴力超过骨骼承受范围，发为骨折。骨折筋伤，局部血脉受损，血溢脉外，聚于肌腠，故见肿胀；瘀血内阻，血行不畅，不通则痛，故见疼痛。骨折后躯体失去脊柱的骨骼支撑，故见胸腰部活动受限，证候多为气滞血瘀。

四、治疗原则

胸腰椎骨折的处理原则为复位固定骨折端、对症治疗及防治并发症。

1. 保守治疗

保守治疗仅限于轻度骨折，其指征如下：①无神经病损者。②脊柱三柱中至少两柱未受损。③后凸角度小于 20°。④椎管侵占小于 30%。⑤椎体压缩不超过 50%。保守治疗是胸腰椎骨折的一种基本治疗方法，主要方法是支具外固定或者卧床休息，配合消炎止痛药及针灸治疗，并逐步进行功能锻炼。中医治疗方法包括中药内服、外用膏药贴敷、针灸止痛等。

2. 手术治疗

符合以下手术指征的患者采用手术治疗：①有神经损伤者。②脊柱三柱中存在两柱以上受损。③骨折端成角超过 30°、椎体压缩超过 50%、椎管侵占超过 30%。④ MRI 检查证实有椎间盘损伤。

五、验案举例

邓某，女，73 岁，佛山市中医院住院患者。

【主诉】腰背部疼痛、活动受限 6 小时余。

【病史】2024 年 6 月 26 日患者因摔倒致胸腰部疼痛、活动受限来骨科门诊就诊，X 线检查示 T12 轻度压缩性骨折。予患者黄水纱外敷后，门诊拟以"T12 压缩性骨折"收入院治疗。

【专科检查】胸腰部局部肿胀，见紫黑瘀斑，局部压痛明显。腰部活动受限，活动引痛。双下肢肌力 5 级，肌张力正常。远端趾动、血运可，感觉无异常。

【辅助检查】胸腰部正侧位 X 线检查：T12 轻度压缩性骨折。

【诊断】T12 压缩性骨折。

【施护原则】活血化瘀止痛。

【施护措施】

1. 陶土平衡火罐疗法

患者采取俯卧位。操作部位以腰背部为主。施术时注意动作宜轻柔，避开骨折处，以防骨折移位及加重患者疼痛感。治疗频率为每周 1 次，一般治疗 3 ～ 4 次，视患者病情，治疗频率可改为 1 ～ 2 个月 1 次。

（1）闪罐：取罐底带齿突的中号罐，在腰背部膀胱经闪罐 3 个回合，以促进血液循环，通调全身气血。

（2）揉罐：闪罐后将温热的罐体在腰背部膀胱经揉罐 3 个回合，充分利用罐体尚存的温热能量疏通患者的经络。

（3）推罐：局部涂抹陈渭良伤科油，利用小罐沿督脉及华佗夹脊推罐，避开 T12 骨折区域。乙醇棉球点火吸罐后停留 1 秒，再扣紧患者 T12 两侧膀胱经第2侧线的皮肤推罐。在膀胱经推罐时动作宜轻柔，以免力度太大再次损伤骨折部位。推罐时手法宜沉、缓、柔，利于疏通骨折后周围组织的瘀滞。

（4）**抖罐**：取小号罐，局部涂抹陈渭良伤科油，乙醇棉球点火快速吸罐，将罐体吸附于患者体表，手握罐底，将罐体稍用力牵拉，在腰背部膀胱经抖罐，避开骨折部位的近侧膀胱经，在骨折处远侧膀胱经抖罐时也要注意动作宜轻缓，松解粘连韧带及肌肉组织，同时防止拉伤及加重患者疼痛感。

（5）**留罐**：在大椎、腰背部膀胱经留罐 10～12 个，罐体留置时操作者稍用力牵拉罐体，以验证罐体的牢固性。留罐 7～10 分钟，以一手拇指按压罐口边缘皮肤，待空气进入后另一手夹持罐体取罐，完成整个陶土平衡火罐的治疗。

留罐部位及罐印见图 3-3-1。

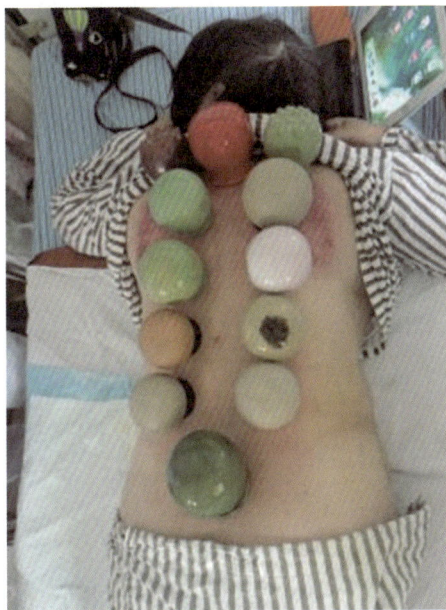
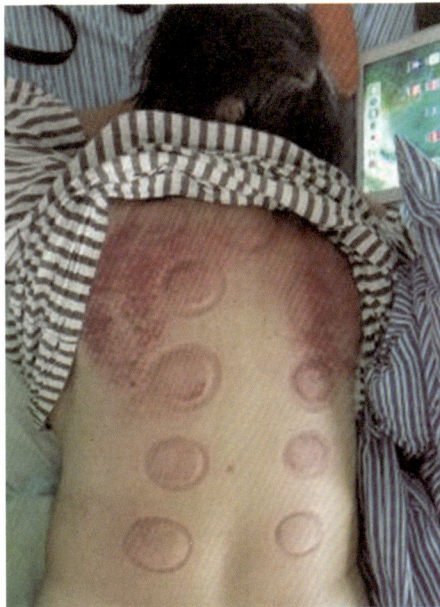

（A）留罐图　　　　　　　　　　（B）罐印图

图 3-3-1　施罐图

2. 护理宣教

（1）**饮食指导**：疾病早期，患者饮食宜清淡，以活血通络之品为主，中后期宜以和营生新、补益肝肾之品为主。

（2）功能锻炼：早期（1 个月内）让患者卧床休息，指导患者进行踝泵运动；中期（1 ～ 2 个月）指导患者行拱腰训练；后期（2 个月后）指导患者进行"飞燕点水"训练、双下肢行床上"踩单车"运动，每次 15 分钟，每天 3 次。

【疗效评价】

治疗前：患者 VAS 疼痛评分 5 分；腰椎 JOA 评分 7 分；BADL 生活评定量表评分 55 分。

治疗后：患者 VAS 疼痛评分 2 分；腰椎 JOA 评分 18 分；BADL 生活评定量表评分 70 分。

六、总结应用

佛山市中医院已使用陶土平衡火罐疗法治疗 75 例胸腰椎骨折患者。经过平均 6 个月的随访，患者胸腰椎骨折愈合良好，疼痛、活动受限症状基本改善。笔者认为，在运用陶土平衡火罐疗法治疗时，由于骨折端结构较为稳定，骨折 1 周后即可进行操作。不过，需尽量避免直接在骨折处进行手法操作，以防骨折断端错移，进而造成脊髓损伤或骨髓水肿加重。操作重点是疏通脊柱两侧竖脊肌（夹脊及膀胱经）、下背部的背阔肌、上背部的斜方肌，以减轻肌肉对骨折端的张力，快速缓解患者的疼痛。同时温热罐体可以促进局部和整体的气血流通，通畅骨折端的经脉瘀阻，有利于骨折的生长愈合，减轻局部疼痛。

第四节　股骨远端骨折术后关节僵硬

股骨远端骨折是指股骨下段距关节面 15cm 以内的骨折，包括股骨髁上、髁间骨折，占股骨骨折的 3% ～ 6%。随着高能量损伤的增多及社会人口的老龄化，其发生率呈明显上升趋势。尽管内固定材料、技术及理念有所发展，但临床中仍时有发生膝关节僵硬的情况。临床上膝关节伸直受限＞ 15°且屈曲角度＜ 75°，伴有髌骨活动度的减少或消失，即可诊断为膝关节僵硬。

一、发病原因和机制

股骨远端骨折术后发生膝关节僵硬的病理变化是多样的，根据研究结果考虑与以下原因有关：①股四头肌的纤维化、粘连与挛缩，髌上囊的粘连甚至完全消失，骨折畸形、骨痂，以及股骨与伸膝装置之间的粘连，髌骨支持带的挛缩，限制了伸膝装置的滑动。②髌股、胫股关节及关节囊发生粘连，股骨远端欠光整，半月板或关节软骨损伤，限制膝关节的滑动。

二、临床分类

根据膝关节活动受限方向可将膝关节僵硬分为伸直型僵硬（屈曲受限）、屈曲型僵硬（伸直受限）和混合型僵硬（屈伸均受限）。根据膝关节僵硬程度可分为部分僵硬和完全僵硬，部分僵硬表现为膝关节活动范围部分受限（如屈曲＜90°或伸展受限＞10°）；完全僵硬表现为膝关节活动能力完全丧失。其中，根据病理机制又分为纤维性强直（关节间隙存在，但被纤维组织填充）和骨性强直（关节骨性融合，间隙消失），常见于严重感染或长期制动的患者。

三、中医理论

根据关节僵硬的症状，股骨远端骨折后关节僵硬属于骨折并发症，可将其归属于中医学的"膝痹""尪痹"等疾病。本病中医理论可参考本章第二节肱骨近端骨折后关节僵硬。

四、治疗原则

创伤后膝关节僵硬的处理原则为对症治疗及防治并发症。

1. 保守治疗

对于病程少于3个月或未接受治疗的创伤后膝关节僵硬患者可以采用非手术治疗，包括西医药物治疗、物理治疗及中医药治疗。其中西医药物治疗以非甾体消炎药为主，常联合物理治疗、功能锻炼。中医治疗方法包括中药内服、外用膏药贴敷、针灸等。

2. 手术治疗

目前手术治疗包括关节镜下松解术和传统开放手术。相比传统手术，关节镜手术具有精度高、创伤小、术后恢复快、并发症少等优势，在临床上已作为常规手段用于创伤后与术后关节松解。

五、验案举例

陈某，男，25岁，佛山市中医院住院患者。

【主诉】左膝部骨折术后活动受限1年。

【病史】1年前患者骑电动车扭伤致左膝部疼痛、肿胀，活动受限，受伤后即被送往佛山市中医院骨科急诊。患者接受X线检查，并经左下肢黄水纱外敷、骨折夹板固定后，收入院治疗。入院诊断：①左股骨远端骨折。②左小腿皮肤软组织挫擦伤。③左膝关节前交叉韧带断裂伤。④左膝内外侧半月板损伤。⑤左髌腱完全断裂伤。在排除手术禁忌证后，于2022年11月9日，患者接受椎管内阻滞麻醉，随后施行左股骨远端骨折切开复位内固定术及左髌腱断裂修复术（患者存在左膝多发半月板损伤、前叉韧带损伤，待病情稳定后行二期修复术）。术后第6个月于运动医学科行左膝关节镜检查术、左膝关节清理术、左膝内侧半月板成形术、左膝外侧半月板缝合术；取自体肌腱移植行前交叉韧带重建术。术后多次复诊，患者诉左膝部疼痛、关节活动受限。2023年10月5日为进一步诊治收入骨科住院治疗。

【专科检查】左膝关节周围轻度肿胀，膝关节前外侧轻压痛，关节屈曲活动受限，屈膝0°～55°，远端趾动、血运可。

【辅助检查】膝关节正侧X线检查：左股骨外髁外侧骨化影，考虑为异位骨化，大致同前；左髌骨稍外移，髌股关节间隙宽窄不均。

【诊断】①左膝关节僵硬。②左股骨远端骨折术后。③左膝髌腱、半月板、前叉韧带修复术后。

【施护原则】舒筋活络。

【施护措施】

1. 陶土平衡火罐疗法

患者采取俯卧位。操作部位以腰背部为主，左下肢为辅。治疗频率为每周1次，一般治疗3～4次，视患者病情，治疗频率可改为1～2个月1次。

（1）闪罐：取罐底带齿突的中号罐，在腰背部膀胱经闪罐3个回合后，再重点对左下肢膀胱经闪罐，待皮肤变潮红后停止闪罐，以促进全身血液循环。

（2）揉罐：闪罐后将温热的罐体在督脉及腰背部两侧膀胱经揉罐3个回合，再重点对左下肢膀胱经揉罐3个回合，充分利用罐体尚存的温热能量疏通患者膀胱经、促进下肢气血运行，以温经通络，松解肌肉粘连的组织。

（3）推罐：局部涂抹陈渭良伤科油，利用小号罐沿督脉及华佗夹脊，腰背部两侧膀胱经第1、2侧线推罐3个回合，再重点在左下肢后侧膀胱经推罐，在膀胱经处推罐起到温阳通络、推动局部气血运行的功效。膀胱经推罐后，再在患肢膝关节周围的殷门、委中、委阳、承山、曲泉等穴位重点疏通。罐内带有吸附力，在相关穴位轻柔地来回推拉，直至出痧。

（4）抖罐：取小号罐，在腰背部两侧及双下肢膀胱经抖罐。将罐体吸附于患者体表，手握罐底，稍用力牵拉罐体，通过牵拉、抖动等手法进行良性刺激，如此可以松解粘连韧带及肌肉组织、调节机体平衡；重点以患侧肢体腘窝为中心，在腘绳肌的起止点由四周向中心方向提拉震抖，改善局部血运的同时松解粘连的肌肉组织。

（5）留罐：在大椎、腰阳关、腰背部两侧和左下肢膀胱经相关穴位留罐14～16个，罐体留置时操作者稍用力牵拉罐体，以验证罐体的牢固性。留罐7～10分钟，以一手拇指按压罐口边缘皮肤，待空气进入后另一手夹持罐体取罐，完成整个陶土平衡火罐的治疗。

2. 刺络放血

在患肢腘窝处将瘀堵的脉络刺络放血，留罐2分钟，用无菌棉球擦干排出的瘀血，继续留罐，直至出来的血液清晰无血块、无瘀暗、无浑浊（图3-4-1）。

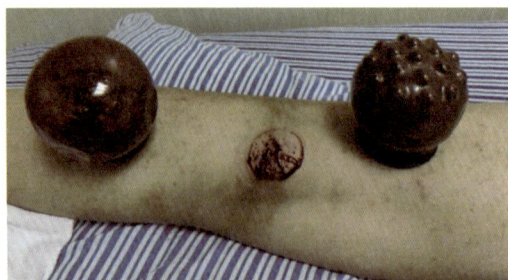

图 3-4-1　刺络放血

3. 护理宣教

（1）饮食指导：嘱患者多食补益肝肾、强壮筋骨之品，如杜仲黑豆猪骨汤、牛膝杜仲瘦肉汤等。

（2）功能锻炼：指导患者进行屈膝关节训练及床上"踩单车"训练。

【疗效评价】

治疗前：患者 Lysholm 膝关节评分 54 分；BADL 生活评定量表评分 60 分。

治疗后：患者 Lysholm 膝关节评分 76 分；BADL 生活评定量表评分 85 分。

治疗前后患者屈膝对比见图 3-4-2。

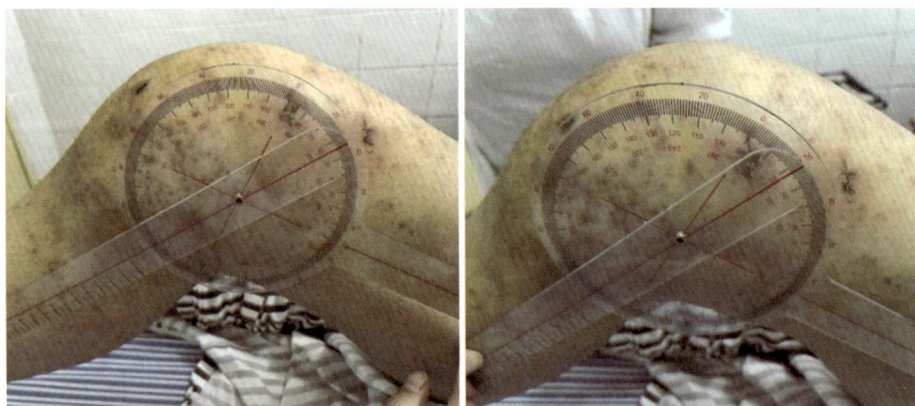

（A）治疗前屈膝 55°　　　　　　　　　（B）治疗后屈膝 68°

图 3-4-2　治疗前后屈膝对比图

六、总结应用

佛山市中医院已使用陶土平衡火罐疗法治疗 3 例股骨远端骨折术后关节僵

硬患者。经过平均 6 个月的随访，患者关节僵硬、活动受限症状均明显改善，且行走功能基本满足生活需要。临床上单纯手法松解易出现髌腱撕裂、胫骨结节撕脱、髌骨骨折、股四头肌肌腱断裂等并发症。常规术式切开松解需要较大的切口和广泛的剥离，给周围组织带来较大的创伤，易造成血肿、感染和膝周围皮瓣坏死。笔者认为，运用陶土平衡火罐疗法治疗这类疾病时，应以肌筋膜链理论与经络理论为指导，通过在背部的操作，来疏通整个膝前后侧的筋膜线。在背部与下肢闪罐疏通局部气血，激活局部肌肉的舒张与收缩，改善股四头肌、腘绳肌、缝匠肌等下肢肌肉与竖脊肌、腰方肌等背部肌肉之间的应力、张力，以改善膝关节活动度；后续通过揉罐、抖罐进一步调节躯体与下肢之间肌筋膜的中枢应力，促进气血的循环，改善膝关节周围的肌肉粘连；并且罐体自身的温热可以温化凝滞的瘀血，促进局部经络气血运行，减轻患者的疼痛；而刺络放血将伏留的离经瘀血排出体外，疏通局部的经脉血络，减轻膝关节局部的肿胀。

第五节　颈椎病

颈椎病是由于颈椎间盘退行性改变、颈椎骨质增生等引起颈椎管或椎间孔变形、狭窄，刺激、压迫颈部脊髓、神经根等，并引起相应症状的疾病。随着电子设备的普及和生活节奏的加快，颈椎病的发病率有逐年增高和年轻化的趋势。我国流行病学显示，目前颈椎病患者的发病率约为 17.6%，每年新增颈椎病患者大约为 100 万人，给人民群众健康和我国经济发展带来极大的负担。颈椎病患者临床表现较为复杂，一般可出现颈背肿胀、疼痛、僵硬、四肢麻木无力，伴颈部活动不灵活、头晕、恶心、呕吐等症状，严重时甚至可表现为视物模糊、心动过速及吞咽困难等症状。

一、发病原因和机制

颈椎病发病主要由于颈椎长期劳损、骨质增生、椎间盘突出、韧带增厚等，导致颈椎脊髓、神经根或椎动脉受压，从而引起颈部不适、双上肢放射麻木感、头晕等症状。

二、临床分类

临床上将颈椎病分为 6 类：①神经根型颈椎病：典型症状是放射性的神经痛，疼痛的范围可从肩部蔓延到上臂、前臂到手的位置，手部常有麻木感、酸胀感。②颈型颈椎病：主要症状为颈肩部的疼痛感、酸胀感，不适部位主要位于颈椎后方，并可以蔓延到患者的肩部、背部上方等位置。③椎动脉型颈椎病：由于颈椎病变导致椎动脉受压迫，造成大脑供血不足，通常见于年纪较大的患者。主要症状为头痛、头晕，甚至会出现平地摔倒等。④脊髓型颈椎病：由于脊髓受压或脊髓缺血而出现功能障碍。典型症状包括行走时有踩棉花感、胸部或者腹部有束带感等。体格检查时，会有腱反射亢进、病理征阳性等。⑤交感型颈椎病：颈椎间盘退变刺激交感神经末梢，会产生一些非特异性的症状，比如心慌、心悸、面部潮红和出冷汗等。⑥食管压迫型颈椎病：主要由于椎间盘退变，继发前纵韧带及骨膜下撕裂、出血，进而引发机化钙化及骨刺形成，出现吞咽困难等症状。其中，神经根型颈椎病是所有分型中发生率最高的，约占总发病数的 70%。临床常见多个颈椎病分型症状共存，这种情况称为混合型颈椎病。

三、中医理论

根据症状表现，中医学将颈椎病归属于"颈痹""痹证"等范畴。本病主要是由于素体亏虚，风寒湿外邪侵袭，导致颈部气血运行不畅，寒邪凝滞颈部而发为疼痛、活动不利；湿邪困遏气机，导致头晕头重、关节僵硬；风邪走窜引动气血运行不畅而双上肢麻木。总体治法以疏风散寒、祛湿通络为主。

四、治疗原则

颈椎病的处理原则为消除病因、对症治疗及防治并发症。

1. 保守治疗

治疗颈椎病分非手术疗法和手术疗法，据研究统计，70% ~ 80% 的患者可通过非手术疗法得到缓解甚至痊愈。西医多使用非甾体抗炎药、营养神经药等治疗患者；中医以针灸、推拿、药膏外敷、中药内服等方式，配合康复理疗、功能锻炼，快速缓解症状，减轻患者痛苦。

2. 手术治疗

对于椎管狭窄、脊髓受压所致的脊髓型颈椎病，如系统的非手术治疗无效，应采用手术治疗。

五、验案举例

周某，女，36 岁，佛山市中医院门诊患者。

【主诉】肩颈部反复疼痛伴右上肢放射痛 5 个月余。

【病史】患者无外伤病史，5 个月前无明显诱因出现肩颈部疼痛，伴右上肢放射痛，无头晕头痛、恶心呕吐、胸闷胸痛等不适。发病后在当地诊所接受针灸、贴膏药等治疗，症状反复，遂来就诊。

【专科检查】颈项部无畸形、肿胀，局部轻压痛，颈部屈伸活动稍受限，活动引痛。叩颈试验阴性，椎间孔挤压试验弱阳性，右侧臂丛神经牵拉试弱阳性。远端指动、血运可，右手中指末节感觉稍麻木。

【辅助检查】颈椎正侧位 X 线检查：颈椎退行性改变。

【诊断】颈椎病（神经根型）。

【施护原则】温经通络止痛。

【施护措施】

1. 陶土平衡火罐疗法

患者采取俯卧位。操作部位以腰背部为主，肩颈部为辅。治疗频率为每周 1 次，一般治疗 3 ~ 4 次，视患者病情，治疗频率可改为 1 ~ 2 个月 1 次。

（1）闪罐：取罐底带齿突的中号罐，在腰背部膀胱经闪罐 3 个回合，以促进血液循环，调动全身气血。

（2）揉罐：闪罐后将温热的罐体在督脉及腰背部膀胱经揉罐 3 个回合，再重点揉按颈部两侧胸锁乳突肌、头夹肌及颈夹肌等肌肉。充分利用罐体尚存的温热能量疏通患者的经络，松解粘连的肌肉组织。

（3）推罐：背部涂陈渭良伤科油，利用小号罐沿督脉、华佗夹脊，以及背部两侧膀胱经第 1、2 侧线推罐 3 个回合。再重点在斜方肌及颈部两侧胸锁乳突肌、头夹肌及颈夹肌推罐，在硬结及筋膜粘连处稍加用力反复推罐，手法宜沉，直至出痧。注意推罐不宜过快，以免引起患者牵拉痛。

（4）抖罐：取小号罐，局部涂抹陈渭良伤科油，将罐体吸附于患者体表，手握罐底，将罐体稍用力牵拉，在背部两侧膀胱经抖罐。再重点于斜方肌及颈部两侧胸锁乳突肌、头夹肌及颈夹肌反复抖罐，宜用牵拉震抖之手法。注意乙醇棉球点火后快速抖罐，以痛点为中心，顺肌肉走向，通过牵拉、抖动等手法进行良性刺激，此方法可以松解粘连韧带及肌肉组织、调节机体筋膜及肌肉的平衡。

（5）刺络放血：在大椎、颈百劳刺络拔罐放血，刺络后留罐 2 ～ 3 分钟即可。刺络放血具有去除瘀血、疏通经络的作用，适用于手指麻木、关节活动不利的患者。

（6）留罐：在大椎、背部两侧膀胱经留罐 10 ～ 12 个，罐体留置时操作者稍用力牵拉罐体，以验证罐体的牢固性。重点在肩部肩井、秉风、天宗等穴位留大号罐。留罐 7 ～ 10 分钟，以一手拇指按压罐口边缘皮肤，待空气进入后另一手夹持罐体取罐，完成整个陶土平衡火罐的治疗。

罐印见图 3-5-1。

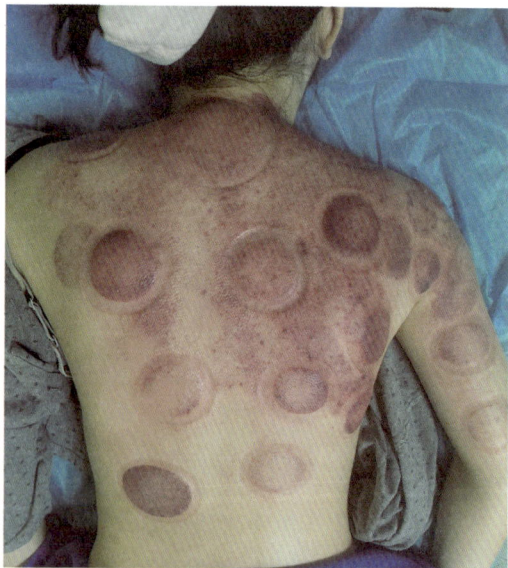

图 3-5-1　罐印图

2. 护理宣教

（1）**饮食指导**：嘱患者多食补健脾益气之品，如土茯苓赤小豆排骨汤、淮山薏米瘦肉粥等。

（2）**穴位贴敷**：患者可在医生指导下使用健脾益气粉进行穴位贴敷，以改善脾胃功能。

（3）**功能锻炼**：指导患者进行手指爬墙运动、左右手滑轮练习，每次 15 分钟，每天 3 次。

【疗效评价】

治疗前：患者 VAS 疼痛评分 5 分；BADL 生活评定量表评分 80 分；颈椎 JOA 评分 10 分。

治疗后：患者 VAS 疼痛评分 0 分；BADL 生活评定量表评分 100 分；颈椎 JOA 评分 16 分。

六、总结应用

佛山市中医院已使用陶土平衡火罐疗法治疗 100 例颈椎病患者。经过平均 3 个月的随访，患者均取得临床效果，其中症状完全缓解 30 例，症状基本缓解 40 例，显效 20 例，好转 10 例。陶土平衡火罐疗法主要对神根型颈椎病、颈型颈椎病、椎动脉型颈椎病疗效明显，尚没有关于脊髓型颈椎病和食管压迫型颈椎病的案例，考虑脊髓型颈椎病操作风险较高，不建议该分型患者采用陶土平衡火罐治疗；食管压迫型患者临床较为少见，故暂无相关案例资料。交感神经型颈椎病单纯运用陶土平衡火罐疗效欠佳，虽有一定效果，但无法明显改善心慌心悸、胸闷等症状，往往需配合中药、针灸等措施综合治疗。笔者认为临床常见的神经根型颈椎病，其病因多是脾胃亏虚，导致气血生化不足，膀胱经及督脉失于濡养，出现拘急、活动不利的情况；且正虚不能抵御风湿寒邪侵袭，寒湿凝滞，导致局部脉络瘀阻，不通则痛。治疗时要注意标本同治，不仅要使用温经通络、祛寒除湿的陶土平衡火罐疗法，还要注重调理脾胃，运用健脾益气粉贴敷神阙，达到健脾益气的功效，再结合食疗方，效果立竿见影。

附：富贵包

富贵包又称"颈后大包"，是以大椎为中心，在后背上部颈胸交界处（C7和T1棘突处）形成的凸起，是局部脂肪组织增生的结果。富贵包在医学上没有明确对应的病名。富贵包虽不等同于颈椎病，但它不仅影响患者颈部的外观形象，还影响患者颈椎的正常活动功能，是颈椎病的预警。本病临床常伴有头晕、头痛、肩颈僵硬酸痛、上肢麻木乏力甚至上肢放射性疼痛等症状；严重的富贵包不仅影响美观和气质，长此以往还可能导致驼背、脊柱畸形等并发症，严重影响患者的身心健康。

一、发病原因和机制

富贵包的发病原因和机制尚不明确，有关报道指出富贵包在肥胖女性人群中发生率较高。少量文献提出富贵包可能与颈椎病具有一定的相关性，目前普遍认为富贵包的发生发展与局部刺激损伤、长期颈肩部负重、反复摩擦挤压有关，包括后背上部刮痧、挑扁担或抬扛重物等，偶有局部软组织被提捏病史。局部外力的持续作用刺激颈部软组织增生形成富贵包，而过于肥厚的富贵包会影响颈椎活动，继而加重颈部软组织机化粘连，使富贵包进一步变大增厚。

二、临床分类

临床根据是否伴发颈椎病将富贵包分为单纯性富贵包和伴发颈椎病的富贵包。

三、中医理论

中医学中尚无富贵包对应的病名，若根据疾病的主要症状进行对应，可以将富贵包归属于"痹症""肌痹""项痹病"等范畴。病因无外乎内因、外因两类。内因多为素体脏腑亏虚、气血不足和痰阻血瘀，外因以外邪痹阻为主，可总结归纳为"虚""邪""瘀"三类，临床上往往是多因素共同致病。

四、治疗原则

富贵包的处理原则为消除病因、对症治疗及防治并发症。

1. 保守治疗

保守治疗包括传统中医外治法、运动康复、手法干预及针刀治疗等，这些方法在改善富贵包外形方面均取得了一定的疗效。

2. 手术治疗

外科整形手术治疗方式主要有脂肪切除手术和脂肪抽吸手术两类。

五、验案举例

钟某，女，23 岁，佛山市中医院门诊患者。

【主诉】颈后隆起半年余。

【病史】患者无外伤病史，2 年前无明显诱因出现肩颈部酸胀不适，当时未经系统诊治。半年前患者发现颈后有隆起，伴有肩颈部酸胀感，无双上肢放射痛。近期患者发现隆起较前严重，遂来就诊。近两年患者体重增加约 15kg。

【专科检查】颈项部无畸形，后背上部颈胸交界处见一卵圆形凸起，大小约 6cm×5cm，质地较硬，无波动感，边界清晰。臂丛神经牵拉试验阴性，叩颈试验阴性，椎间孔挤压试验阴性。远端指动、血运良好，感觉无异常。

【辅助检查】项部体表包块浅表彩超：项部背侧皮下脂肪局限性增厚形成块样回声，约 77mm×14mm×80mm，境界不清，内实质回声不均匀。血管丰富度 0 级。

【诊断】富贵包。

【施护原则】舒筋通络。

【施护措施】

1. 陶土平衡火罐疗法

患者采取俯卧位。操作部位以腰背部为主，颈部为辅。治疗频率为每周 1

次，一般治疗 3 ～ 4 次，视患者病情，治疗频率可改为 1 ～ 2 个月 1 次。

（1）闪罐：取罐底带齿突的中号罐，在腰背部膀胱经闪罐 3 个回合，以促进血液循环，调动全身气血。

（2）揉罐：闪罐后将温热的罐体在督脉及腰背部膀胱经揉罐 3 个回合，再重点揉按大椎、胸锁乳突肌、头夹肌及颈夹肌，充分利用罐体尚存的温热能量疏通患者的经络及肌肉粘连的组织。

（3）推罐：腰背部及颈部均匀涂抹伤科油，利用小号罐沿督脉、华佗夹脊，以及两侧膀胱经第 1、2 侧线推罐 3 个回合；再以大椎为中心放射状向督脉及两侧华佗夹脊推罐，直至出痧，此手法利于疏通水液代谢的通道；再于两侧斜方肌、两侧胸锁乳突肌、头夹肌及颈夹肌向下推罐，在硬结及筋膜粘连处稍加用力、反复推罐，手法宜沉，直至出痧。先整体、再局部疏通经络。注意推罐不宜过快，以免引起患者牵拉痛。

（4）抖罐：取小号罐，局部涂抹陈渭良伤科油，将罐体吸附于患者体表，手握罐底，将罐体稍用力牵拉，在腰背部膀胱经抖罐，再重点于斜方肌及两侧胸锁乳突肌、头夹肌及颈夹肌反复抖罐，宜用牵拉震抖之手法。注意乙醇棉球点火后快速抖罐，以大椎为中心，顺经络走向，通过牵拉、抖动等手法进行良性刺激，此方法可以松解粘连韧带及肌肉组织，调畅经络气血。

（5）刺络放血：在大椎、颈百劳、肩井等穴位刺络拔罐放血，刺络后留罐 2 ～ 3 分钟，用无菌棉球擦干排出的瘀血，继续点火拔罐，直至出来的液体无块状物、无絮状物等。此操作的目的在于疏通经络，排出瘀血毒素，缓解肩颈疲劳。

（6）留罐：在大椎、腰背部膀胱经留罐 10 ～ 12 个，罐体留置时操作者稍用力牵拉罐体，以验证罐体的牢固性。重点在肩部肩井、秉风、天宗等穴位留大号罐。留罐 7 ～ 10 分钟，以一手拇指按压罐口边缘皮肤，待空气进入后另一手夹持罐体取罐，完成整个陶土平衡火罐的治疗。

罐印见图 3-5-2。

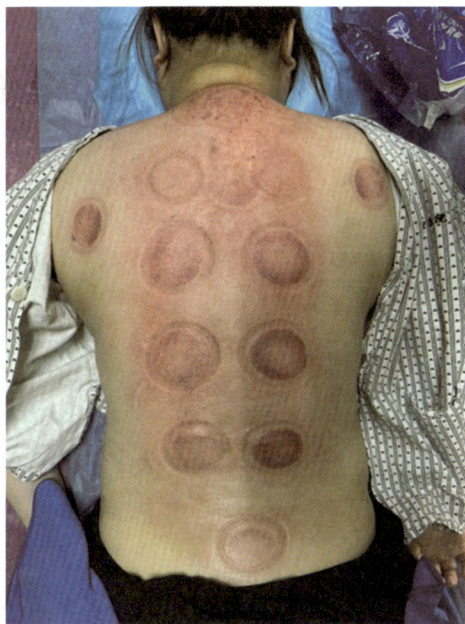

图 3-5-2　罐印图

2. 护理宣教

（1）饮食指导：嘱患者多食补健脾益气之品，如土茯苓赤小豆排骨汤、淮山薏米瘦肉粥等。

（2）穴位贴敷：指导患者居家使用健脾益气粉进行穴位贴敷，每晚 1 次，连续 7 天为 1 个疗程。

（3）功能锻炼：嘱患者勿伏案久坐时间过长，每 1 小时需进行肩部上举、外展及合掌互推、低头伸脖等功能锻炼，每次 10 分钟。

【疗效评价】

治疗前：患者项部体表彩超结果为 77mm×14mm×80mm；肩部 JOA 评分 60 分。

治疗 1 次后：患者项部体表彩超结果为 103mm×10mm×83mm；肩部 JOA 评分 60 分。

治疗 5 次后：患者项部体表彩超结果为 73mm×7mm×63mm；肩部 JOA 评分 60 分。

治疗前及治疗 5 次后患者富贵包外观对比见图 3-5-3。

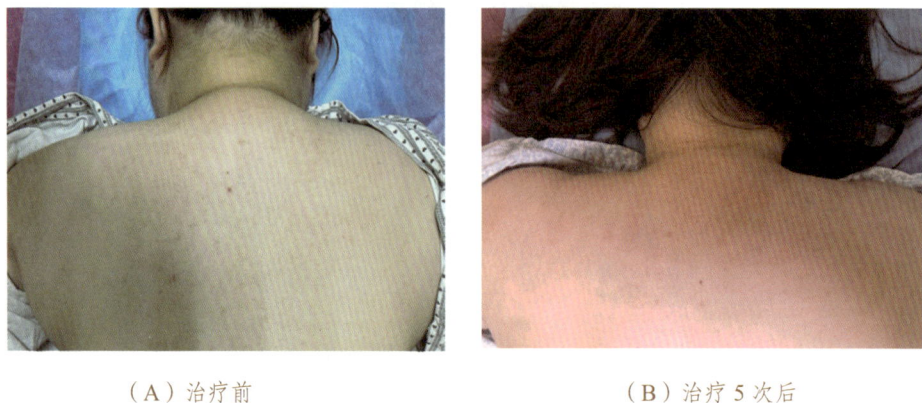

（A）治疗前　　　　　　　　　　　　　　（B）治疗 5 次后

图 3-5-3　治疗前后富贵包对比图

六、总结应用

佛山市中医院已使用陶土平衡火罐疗法治疗 30 例富贵包患者。经过平均 3 个月的随访，患者富贵包均有改善，较以前有明显缩小。目前，富贵包的治疗仍以外科手术、针刀治疗、推拿、针灸为主，涉及火罐疗法的临床资料较少。笔者根据"不通则痛"的理论提出"不畅则堵，堵则隆起"。笔者认为富贵包形成的核心原因在于正气不足，邪气侵袭伏留，导致局部气血运行不畅，虽有所瘀滞，但尚未达到完全不通的状态。因此以罐法联合刺络放血疏通经络，恰似"欲平其山，当先引水，以水冲刷山底而山渐渐平也"。通过罐法通畅整个背部经络，保证气血运行通畅，减轻局部软组织的摩擦和刺激；再以刺络放血将局部瘀血向外引出，最终富贵包得以慢慢消除。

第六节　肩周炎

肩周炎是指因肩关节周围肌腱、腱鞘、滑囊和关节囊等软组织慢性炎症粘连，限制肩关节活动，引起肩部疼痛、活动障碍的病症。中医认为本病主要由年老体衰、外感风寒、外伤等原因引起。肩周炎是临床常见病，好发于

50～70 岁的中老年人，故又称"五十肩"，发病率为 2%～5%，女性发病率相对男性更高。

一、发病原因和机制

肩周炎的发病情况复杂，研究表明，肩周炎主要的病理改变为关节囊及周围韧带组织的慢性炎症及纤维化，而纤维化导致软组织弹性降低、盂肱关节有效容积减小，进而引起肩关节活动受限。其发病既与肩部自身的因素有关，如退行性改变、慢性劳损等，也与肩部以外的因素密切相关，如颈椎病、内分泌紊乱、外伤、环境等。糖尿病、甲状腺疾病、脑卒中及自身免疫性疾病等也是肩周炎的常见诱发因素。这些因素易导致肩部出现无菌性炎症，进而引发肩周炎。

二、临床分类

根据肩周炎的发病部位及症状，可分为以下几类：①肱二头肌长头腱鞘炎：本类型多发于中年人，是肩痛的常见原因之一。其发生往往无明显诱因，肩痛有时向上臂及前臂放射，夜间或运动后疼痛加重。②喙突炎：当肌腱、韧带、滑膜囊损伤、退变或有炎症时，均可累及其附着点喙突，引起喙突部疼痛和压痛。喙突炎好发于青壮年，是青壮年肩前痛的一种常见原因，除疼痛症状外，被动外旋功能也受限，但上举和外展功能一般正常。③冈上肌腱炎和冈上肌腱钙化：本类型好发于中年以上体力劳动者、家庭妇女和青年运动员，多由于劳损和轻微外伤逐渐引起肌腱退行性改变。初起感肩前上方疼痛、疲劳，疼痛可向斜方肌方向或上臂和前臂放射。急性期疼痛较重，剧痛可影响睡眠和饮食，臂上举症状加重，患肩不能受压，过度内收、外旋及内旋时均可出现疼痛。一般疼痛在数周后减轻或消失，但肩部肌肉痉挛、运动受限仍很明显，有时在肩峰下间隙及大结节近侧有局限性压痛。④肩峰下滑囊炎或三角肌下滑囊炎：本类型多不是原发性，而是继发于邻近组织的病变。疼痛、运动受限和局限性压痛是肩峰下滑囊炎的主要症状，疼痛逐渐加剧，夜间痛较著，常痛醒，尤以肩外展、外旋时疼痛加重，一般位于肩部深处并涉及三角肌的止点，亦可向肩胛部、颈、手等处放射。

三、中医理论

在中医学中，肩周炎被归为"肩痹""漏肩风"的范畴，其发病与风寒湿邪、气滞血瘀、肝肾亏虚及气血虚弱等因素有关。不同类型的肩周炎在中医理论中有不同的临床表现。风寒湿邪阻络型肩周炎主要表现为肩部疼痛，且疼痛会出现在颈部、背部、肩胛及上臂，具有得热痛减、受凉加重的特征；气滞血瘀型肩周炎主要因外伤、跌倒造成，症状表现为肩部刺痛，固定不移，局部皮肤瘀暗、紫黑等；而肝肾亏虚型肩周炎则主要因肝肾亏损、筋脉失养，具有腰酸肩痛、无力抬肩、五心烦热、夜间盗汗等症状；气血虚弱型肩周炎的症状主要表现为肩背部酸痛、乏力、气短、自汗等。

四、治疗原则

肩周炎的处理原则为消除病因、对症治疗及防治并发症。

1. 保守治疗

西医保守治疗肩周炎主要包括药物治疗、物理治疗。药物治疗以非甾体抗炎药为主，用于缓解疼痛和炎症。物理治疗包括热敷、冷敷、理疗等，用于改善血液循环，缓解肌肉紧张。中医治疗肩周炎的方法多样，包括中药内服、外用及针灸、推拿等。中药内服以调理脏腑功能、祛风散寒、活血化瘀为主；外用中药则多以舒筋活络、消肿止痛为目的，如使用膏药、药酒等。针灸治疗通过刺激穴位来调和气血、疏通经络，缓解疼痛。推拿则通过按摩、揉捏等手法，缓解肌肉紧张，促进血液循环。

2. 手术治疗

对于病情严重或长期无法缓解的患者，可考虑手术治疗，如麻醉下手法松解、关节镜下松解术及开放手术松解等。手术治疗旨在解除粘连，恢复肩关节的正常功能。

五、验案举例

麦某，女，68 岁，佛山市中医院住院患者。

【主诉】左肩关节疼痛，活动受限 1 年，复发 2 个月。

【病史】患者自诉 1 年前因受寒出现双肩关节疼痛，活动稍受限，于外院治疗效果不理想，自行休息、贴膏药治疗后肩关节疼痛症状好转。近 2 个月无明显诱因复发左肩部疼痛，活动受限，遂于 2023 年 2 月 27 日来佛山市中医院就诊，门诊拟以"左肩周炎"收入院治疗。

【专科检查】左肩关节轻度肿胀。肩周压痛明显。肩关节前屈、外展、背伸活动受限及活动引痛（外展 0°～ 120°，前屈 0°～ 100°，背伸 0°～ 20°）。左上肢肌力 5 级，肌张力正常。远端指动、血运良好，感觉无异常。

【辅助检查】MRI 检查：左肩关节退行性病变，关节面软骨变性损伤。

【诊断】左侧肩周炎。

【施护原则】舒筋通络散寒。

【施护措施】

1. 陶土平衡火罐疗法

患者采取俯卧位。在背部常规操作，以肩颈部作为操作重点。治疗频率为每周 1 次，一般治疗 3 ～ 4 次，视患者病情，治疗频率可改为 1 ～ 2 个月 1 次。

（1）闪罐：取罐底带齿突的中号罐，在背部两侧膀胱经闪罐 3 个回合后，重点对手三阳经上的大椎、肩中俞、肩井、天柱、秉风、天宗、肩髎、肩贞、肩髃等穴位及阳性点反复吸拔，待皮肤变潮红后停止闪罐，以此来促进肩关节的血液循环，缓解肌肉疲劳。

（2）揉罐：闪罐后将温热的罐体在大椎、肩中俞、肩井、天柱、秉风、天宗、肩髎、肩贞、肩髃等穴位进行 2 ～ 3 分钟的揉按，充分利用罐体尚存的温热能量疏通患者的经络，祛除寒湿邪气。

（3）推罐：背部涂抹陈渭良伤科油，利用小号罐沿华佗夹脊及肩部手三阳经推罐 3 个回合，直至出痧，以松解肩周肌肉的粘连。

（4）抖罐：取小号罐，于局部涂抹陈渭良伤科油，将罐体吸附于患者体表，手握罐底，将罐体稍用力牵拉，在肩井、天宗、秉风等相关穴位牵拉震抖，通过牵拉、抖动等手法进行良性刺激，如此可以松解粘连韧带及肌肉组织，调节机体筋膜及肌肉的平衡；注意以痛点为中心，从四周向中心方向提拉震抖。

（5）留罐：在患者背部两侧膀胱经留罐 10 ～ 12 个，罐体留置时操作者稍用力牵拉罐体，以验证罐体的牢固性。重点在肩部肩井、秉风、天宗等穴位留大号罐。留罐 7 ～ 10 分钟，以一手拇指按压罐口边缘皮肤，待空气进入后另一手夹持罐体取罐，完成整个陶土平衡火罐的治疗。

2. 护理宣教

（1）不寐的护理措施：健脾益气粉贴敷神阙，每天 1 次，连续 1 周，以健脾益气、宁心安神；耳穴压豆疗法治疗，选穴交感、神门、皮质下、心、肾、脾等耳部穴位，隔天 1 次，双耳轮换，共 5 次。

（2）饮食指导：嘱患者多食健脾温阳化湿之品，必要时可联系医护人员进行膳食调理，忌食生冷寒凉食物。

（3）功能锻炼：肩关节主动伸展运动，每次 15 分钟，早晚各 1 次。

（4）生活指导：患者应劳逸结合，注意避风寒。

【疗效评价】

治疗前：患者 VAS 疼痛评分 4 分；肩关节 JOA 功能评分 58 分；匹兹堡睡眠质量指数（PSQI）总分 9 分。

治疗后：患者 VAS 疼痛评分 0 分；肩关节 JOA 功能评分 74 分；PSQI 总分 4 分。

治疗前后患者肩关节功能对比见图 3-6-1。

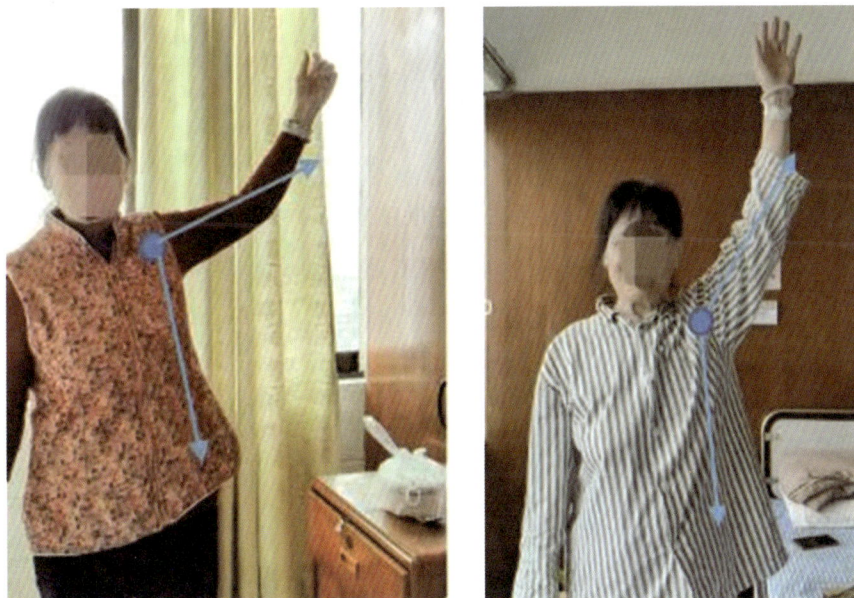

（A）治疗前　　　　　　　　　　　　（B）治疗后

图 3-6-1　治疗前后肩关节功能对比图

六、总结应用

佛山市中医院已使用陶土平衡火罐疗法治疗 63 例肩周炎患者。经过平均 3 个月的随访，患者肩关节活动受限症状均明显好转。笔者在运用罐法治疗这一类疾病时，牢牢把握"风寒湿三气杂至，合而为痹"的思想，同时根据 50 岁女性好发此病的特点，结合《素问·上古天真论》"女子五七，阳明脉衰，面始焦，发始堕；六七，三阳脉衰于上……七七，任脉虚，太冲脉衰少"，提出女性肩周炎发病的核心在于阳气不足，寒凝经脉，以风为先导，寒为关键，湿为兼附，故发此病。同时根据经脉循行路线、经筋循行路线，将手三阳经作为重点操作部位，督脉、膀胱经贯穿整个背部，为阳气上升的通路、脏腑的体表投影区，在这些区域操作，使气血从中焦脾胃通过膀胱经、督脉灌溉手三阳经，肩周气血充足，筋膜肌肉得以濡养，阴阳归于平和。同时指导患者进行功能锻炼，调节机体功能，从而恢复肩关节的正常生活功能。

第七节　腰椎间盘突出

腰椎间盘突出是一种因腰椎间盘退行性改变，或其结构发生改变所引起的疾病。该疾病多发生于中老年人群。近年来，因生活压力的增大及不良的作息习惯，导致腰椎间盘突出症的发病率有逐年上升的趋势。据统计，人群中50%～80%的人有过腰腿疼痛，而在这些患者中，有近1/3的患者可诊断为腰椎间盘突出症。

一、发病原因和机制

腰椎间盘突出的发病因素主要包括年龄增长、慢性劳损、外伤、遗传因素等。此外，长期不良姿势、重体力劳动等因素也可能增加患病风险。腰椎间盘突出是指由于慢性劳损或是外力作用等因素，腰椎间盘发生病理性改变，从而导致纤维环部分或全部破裂，纤维环里的髓核脱出，使脊髓或脊神经根受压迫，引起以腰部疼痛、坐骨神经放射性疼痛及功能障碍为主症的一组综合征。

二、临床分类

腰椎间盘根据突出的影像学表现和程度不同，一般有4种类型：①膨出型：是指髓核从纤维环薄弱处突出，但纤维环没有破裂。这种情况一般通过保守治疗（如卧床、康复运动、理疗等），症状可以有效缓解或消失。②突出型：是指髓核从纤维环裂口突出。这种情况可先采取保守治疗，若效果不佳，疼痛反复发作、严重影响生活质量者则考虑手术治疗。③脱出型：是指髓核从后纵韧带穿破出来，但根部还在椎间隙内。这种情况基本上都需要手术治疗。④游离型：是指大块的髓核进入椎管内，已经完全脱离椎间盘，多选择手术治疗。一些患者是由先天发育异常导致的，如果没有症状一般不需要特殊处理。

三、中医理论

中医学根据腰椎间盘突出症的症状将其归纳为"腰痛""腰痹"范畴，主要指腰部感受外邪，或因劳伤，或由肾虚，引起气血运行失调，脉络拘急，腰府失养，以腰部一侧或两侧疼痛为主要症状的一类病证。根据临床表现和病因，中医将其分为多种证候，如寒湿腰痛、湿热腰痛、瘀血腰痛、肾虚腰痛等。

四、治疗原则

腰椎间盘突出症的处理原则为消除病因、对症治疗及防治并发症。

1. 保守治疗

保守治疗包括西医药物治疗、物理治疗及中医药治疗等。西医药物主要包括非甾体抗炎药、骨骼肌松弛药、营养神经药等，这些药物可缓解疼痛、改善肌肉紧张状态、促进神经恢复。物理治疗在腰椎间盘突出的治疗中占有重要地位，常用的物理治疗方法包括牵引、理疗、康复训练等。牵引可减轻椎间盘对神经根的压迫；理疗可通过电疗、磁疗等手段促进局部血液循环；康复训练则有助于增强肌肉力量、改善腰椎稳定性。中医治疗腰椎间盘突出的手段丰富多样，包括针灸、推拿、拔罐、中药内服外用等。针灸可疏通经络、调和气血；推拿可放松肌肉、缓解疼痛；拔罐可祛湿散寒、活血化瘀；中药则可根据个体情况进行辨证论治，调整脏腑功能，达到治疗目的。

2. 手术治疗

对于病情严重、经非手术治疗无效的腰椎间盘突出患者，手术治疗是一个有效的选择。手术方法包括开放手术和微创手术。开放手术可彻底解除椎间盘对神经根的压迫，但创伤较大；微创手术则具有创伤小、恢复快的优点，但适应证相对较窄。

五、验案举例

林某，男，57 岁，佛山市中医院住院患者。

【主诉】腰部疼痛伴双下肢放射痛半年余。

【病史】患者半年前无明显诱因出现腰部疼痛，伴双下肢放射痛，无大小便失常、下肢乏力等不适，发病后未经系统诊治。门诊拟以"腰椎间盘突出"收治入院。

【专科检查】脊柱无畸形，腰部压痛明显、两侧肌肉紧张，腰部活动受限，活动引痛。双侧直腿抬高试验可疑阳性，四字试验阴性，双下肢放射痛，脑膜刺激征未引出。双下肢肌力 5 级、肌张力正常，远端趾动、血运可，感觉无麻木。

【辅助检查】X 线检查：①胸腰椎退行性改变，考虑 L2/L3、L3/L4、L4/L5 椎间盘病变，L2 ～ L3 不稳定。②胸腰段后凸，请结合临床。③骨盆及双髋关节退行性改变。

MR 检查：① L2 ～ L3 不稳；腰椎退行性病变。②腰椎间盘变性，L1/L2、L2/L3、L3/L4、L4/L5 椎间盘膨出。③ L2 ～ L4 水平椎管狭窄。

【诊断】腰椎间盘突出。

【施护原则】温经通络止痛。

【施护措施】

1. 陶土平衡火罐疗法

患者采取俯卧位。操作部位以腰背部为主，重点在腰椎间盘突出部位周围肌肉行手法牵引。治疗频率为每周 1 次，一般治疗 3 ～ 4 次，视患者病情，治疗频率可改为 1 ～ 2 个月 1 次。

（1）闪罐：取罐底带齿突的中号罐，在腰背部膀胱经闪罐 3 个回合，以促进血液循环，调动全身气血。

（2）揉罐：闪罐后将温热的罐体在督脉及腰背部膀胱经揉罐 3 个回合，充分利用罐体尚存的温热能量疏通患者的经络及肌肉粘连的组织。

（3）推罐：局部涂抹陈渭良伤科油，利用小号罐沿督脉、华佗夹脊，以及腰背部膀胱经第 1、2 侧线推罐 3 个回合，再重点在 L1 ～ L4 两侧膀胱经处以"十字交叉"手法反复推罐，手法宜沉，起到疏通经络、松解肌肉、缓解肌肉疲劳的作用。注意罐内负压不宜过大，以免牵拉过紧，导致推罐时患者出现疼痛。

（4）抖罐：取小号罐，局部涂抹陈渭良伤科油，将罐体吸附于患者体表，手握罐底，将罐体稍用力牵拉，在腰背部膀胱经进行抖罐。顺肌肉走向，通过牵拉、抖动等手法进行良性刺激，松解粘连韧带及肌肉组织、调节机体平衡。重点在 L1 ～ L4 两侧的膀胱经及上下椎体以相反方向进行提拉震抖，反复进行 3 ～ 5 次。

（5）留罐：在大椎、腰阳关及腰背部膀胱经留罐 10 ～ 12 个，罐体留置时操作者稍用力牵拉罐体，以验证罐体的牢固性。重点在 L1 以上、L4 以下留大号罐。留罐 7 ～ 10 分钟，以一手拇指按压罐口边缘皮肤，待空气进入后另一手夹持罐体取罐，完成整个陶土平衡火罐的治疗。

留罐部位及罐印见图 3-7-1。

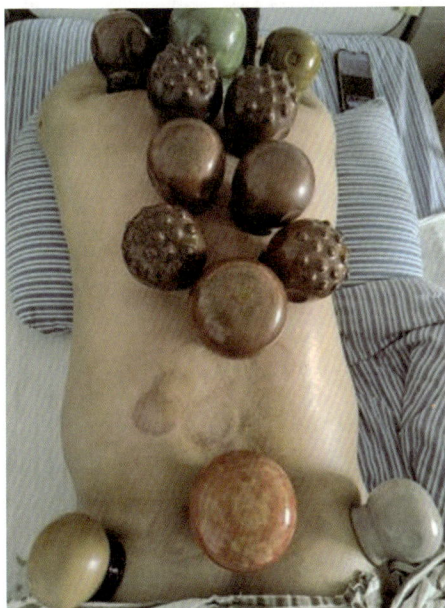 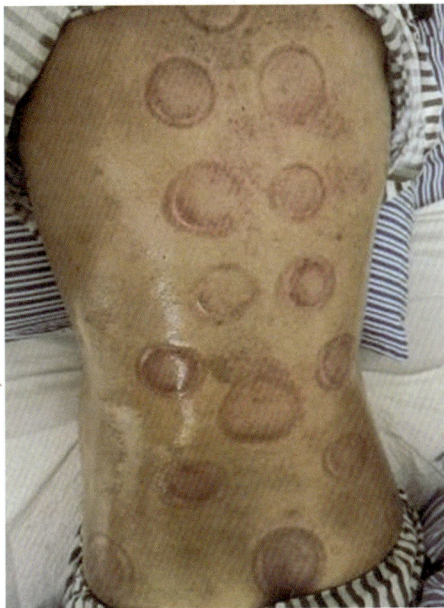

（A）留罐图　　　　　　　　　　　　（B）罐印图

图 3-7-1　留罐图及罐印图

2. 护理宣教

（1）**饮食指导**：患者目前宜多食补健脾利水之品，如土茯苓赤小豆排骨汤、淮山薏米瘦肉粥等，后期饮食以补益肝肾、强筋壮骨之品为主。

（2）**功能锻炼**：指导患者进行"拱腰"训练及"飞燕点水"训练，每次15分钟，每天3次。

【疗效评价】

治疗前：患者 VAS 疼痛评分 3 分；腰椎 JOA 评分 12 分；BADL 生活评定量表评分 85 分。

治疗后：患者 VAS 疼痛评分 1 分；腰椎 JOA 评分 16 分；BADL 生活评定量表评分 100 分。

治疗前后患者舌象对比见图 3-7-2。

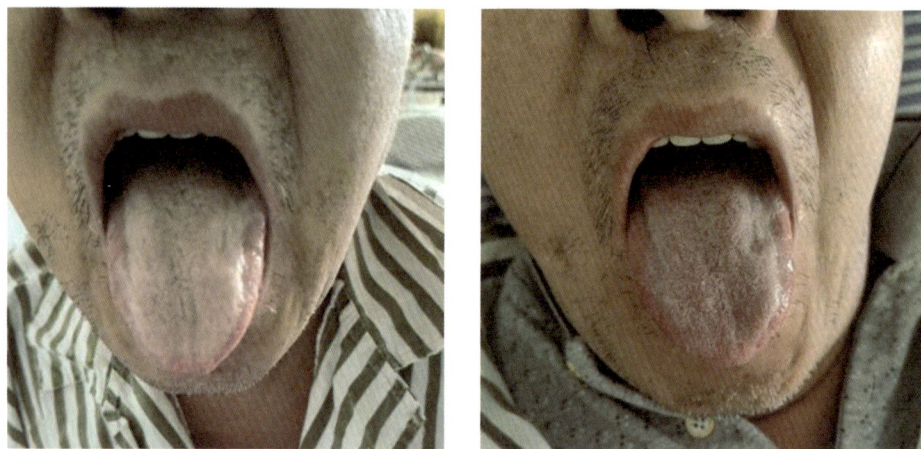

（A）治疗前 （B）治疗后

图 3-7-2 治疗前后舌象对比图

六、总结应用

佛山市中医院已使用陶土平衡火罐疗法治疗 77 例腰椎间盘突出患者。经过平均 3 个月的随访，患者均取得临床疗效，其中症状完全缓解 32 例，症状基本缓解 25 例，显效 20 例。对于腰椎间盘突出压迫脊髓的患者不建议采用陶土平衡火罐疗法，避免患者病情加重导致下肢瘫痪。大部分患者采用陶土平衡火罐疗法都能取得明显效果，少部分病情严重患者单纯采用陶土罐治疗时，疗效欠佳，需配合功能锻炼加强腰部的肌肉力量。笔者认为，腰痛及下肢放射痛为腰椎间盘突出症的主要症状。该病临床多从肾论治，是以"腰为肾之府"之故。根据《金匮要略》"见肝之病，知肝传脾，当先实脾"的五行相生相克理论，可知脾有疾可传肾，肾有疾可传心。因此，在诊治该病时，不仅要对腰背的肌肉进行放松，通过陶土平衡火罐疗法疏通局部的气血，还需要注重调理心脾，运用食疗方淮山薏米瘦肉粥健脾益气、土茯苓赤小豆排骨汤养心利尿。从疾病传变角度治疗，再配合罐法局部治疗，见效更快，疗效更佳。

第八节　股骨头坏死的保髋应用

股骨头坏死是由于各种病因破坏了股骨头的血液供应所造成的最终结果，是一类股骨头局部血供受损或中断，引起骨细胞及骨髓成分死亡，继而导致骨结构改变，股骨头塌陷，造成关节功能障碍的疾病。随着现代社会的发展，各种原因导致的股骨头坏死数量不断升高并且年龄趋向年轻化。

一、发病原因和机制

股骨头坏死具体发病原因和机制尚未明确，现代学者提出了多种学说，包括脂代谢紊乱、血液循环系统紊乱、骨代谢紊乱等，其中以脂代谢紊乱为主。研究发现，酒精与激素作用相似，可以促进脂肪生成，从而增加骨内压力，导致股骨头血流中断，破坏了成骨细胞和破骨细胞之间的平衡，最终导致股骨头坏死。

二、临床分类

股骨头坏死分为非创伤性和创伤性两大类。在我国非创伤性股骨头坏死主要由糖皮质激素和酒精引起，还可继发血红蛋白病、自身免疫病等疾病，在日本，吸烟、肥胖、怀孕等也被认为是相关因素。创伤性股骨头坏死主要由髋部外伤引发，常见致伤因素包括股骨颈骨折、髋关节脱位及髋臼骨折等。

三、中医理论

中医学没有股骨头坏死这一病名，根据主要症状（髋部疼痛、活动障碍）将其归纳于"骨痹""骨痿""骨蚀"的范畴。《素问·痹论》云："五脏皆有合，病久而不去者，内舍于其合也。故骨痹不已，复感于邪，内舍于肾。"《素问·痿论》言："肾气热，则腰脊不举，骨枯而髓减，发为骨痿。"根据临床经验，该病总以虚实夹杂为主，实证以瘀血为主，夹杂寒邪、痰湿等；虚证以肾虚、髓枯为主。本病的产生分为外因与内因，外因多是跌扑闪挫而致瘀血内阻，血脉不通，瘀血不去，新血不生，股骨头失于营养而出现坏死；内因多为肝肾亏虚，新骨生化无源，肾虚与血瘀相互作用最终导致股骨头坏死。

四、治疗原则

股骨头坏死的处理原则为消除病因、对症治疗及防治并发症。

1. 保守治疗

目前尚无股骨头坏死的特效治疗药物，临床上多应用抑制破骨细胞功能和促进成骨细胞功能的药物来治疗本病，如双膦酸盐类、抗凝类、他汀类、扩张血管类、纤溶类药物等，具有一定疗效。除此之外，临床上还通过保护性负重延缓股骨头塌陷时间，但不主张使用轮椅。中医药治疗以中医整体观为指导，遵循"动静结合、筋骨并重、内外兼治、医患合作"的基本原则，综合运用针灸、推拿、中药治疗，力求达到髋关节局部及整体稳定的目的。

2. 手术治疗

股骨头坏死进展较快，非手术治疗效果不佳，多数患者需要手术治疗。手术方式包括保留患者自身股骨头为主的修复重建术和人工髋关节置换术两大类。保留股骨头的修复重建术包括髓芯减压术、截骨术、带或不带血运的骨移植术等，适用于股骨头坏死早期，可避免或推迟人工髋关节置换术。

五、验案举例

梁某，男，39岁，佛山市中医院住院患者。

【主诉】双髋疼痛、活动受限1年余。

【病史】患者1年前无明显诱因出现双髋疼痛，活动稍受限，发病后在当地医院就诊。检查提示双股骨头缺血性坏死，当地医院建议患者手术治疗。患者拒绝手术，随后来佛山市中医院寻求治疗，以"双股骨头缺血性坏死"入院。患者吸烟、酗酒20年，每日吸烟1～2包、酗酒0.5～1斤，肠息肉切除术后3年。

【专科检查】双髋无畸形肿胀，局部轻压痛。双髋关节活动受限（屈曲0°～70°，内收0°～20°，外展0°～30°），四字试验阳性。行走跛行。远端趾动、血运可，感觉无麻木。

【辅助检查】X线检查：考虑双股骨头缺血性坏死合并双髋关节退行性改变，左侧为甚。

CT检查：①左股骨头缺血性坏死伴左髋关节骨性关节炎、关节积液。②右股骨头缺血性坏死。③双骶髂关节退行性改变。

【诊断】双股骨头缺血性坏死。

【施护原则】补气活血，补益肝肾。

【施护措施】

1. 陶土平衡火罐疗法

患者采取俯卧位。操作部位以腰背部为主，双下肢及双髋为辅。治疗频率为每周1次，一般治疗3～4次，视患者病情，治疗频率可改为1～2个月1次。

（1）闪罐：取罐底带齿突的中号罐，在腰背部膀胱经闪罐3个回合后，再重点对双下肢膀胱经及双髋进行闪罐，待皮肤变潮红后即可停止闪罐，起到调动全身气血、促进髋关节的血液循环的作用。

（2）揉罐：闪罐后将温热的罐体在督脉及腰背部膀胱经揉罐3个回合，再重点对双下肢膀胱经及双髋侧后方揉罐 3 个回合，进一步利用罐体尚存的温热能量疏通患者的膀胱经及调动髋部的气血，起到温经通络的作用。

（3）推罐：利用小号罐沿督脉、华佗夹脊，以及腰背部两侧膀胱经第 1、2 侧线推罐 3 个回合，再重点在双下肢膀胱经及双髋侧后方推罐，直至出痧。膀胱经推罐起到温阳通络、推动全身气血运行的功效，双髋推罐起到促进局部血液运行的功效。

（4）抖罐：取小号罐，在腰背部两侧及双下肢膀胱经抖罐，于局部涂抹陈渭良伤科油，将罐体吸附于患者体表，手握罐底，将罐体稍用力牵拉，通过牵拉、抖动等手法进行良性刺激，松解粘连韧带及肌肉组织、调节机体平衡；注意以髋部痛点为中心，从四周向中心方向提拉震抖，改善局部血运的同时松解粘连的肌肉组织。

（5）留罐：在大椎、腰阳关、腰背部两侧膀胱经留罐 10 ～ 12 个，同时在左下肢膀胱经相关穴位留罐 10 ～ 12 个（图 3-8-1），罐体留置时操作者稍用力牵拉罐体，以验证罐体的牢固性。留罐 7 ～ 10 分钟，以一手拇指按压罐口边缘皮肤，待空气进入后另一手夹持罐体取罐，完成整个陶土平衡火罐的治疗。

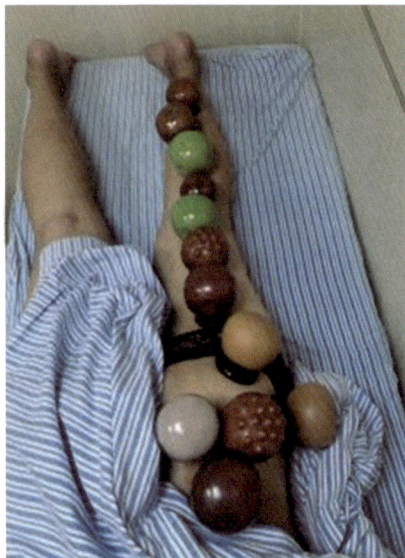

图 3-8-1　左下肢留罐图

2. 护理宣教

（1）饮食指导：患者宜多食补益肝肾、强壮筋骨之品，如杜仲黑豆猪骨汤、牛膝杜仲瘦肉汤等，每周 2 次。

（2）功能锻炼：指导患者进行股四头肌等肌肉的长收缩锻炼，以及屈髋、屈膝运动，蹬空运动等，每天 4 ～ 5 次，每次 15 分钟。

【疗效评价】

治疗前：患者 VAS 疼痛评分 5 分；髋关节疗效评分表（Harris）评分 65 分。

治疗后：患者 VAS 疼痛评分 2 分；髋关节疗效评分表（Harris）评分 80 分。

治疗前后患者功能对比见图 3-8-2。

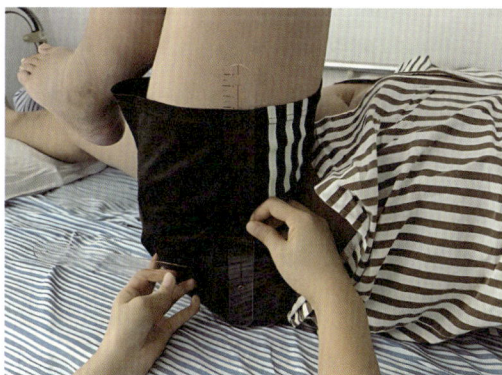

（A）治疗前屈髋

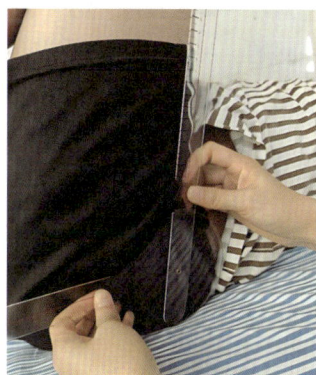

（B）治疗后屈髋

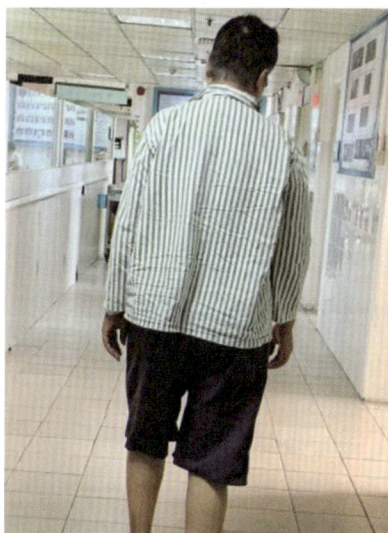

（C）治疗前行走

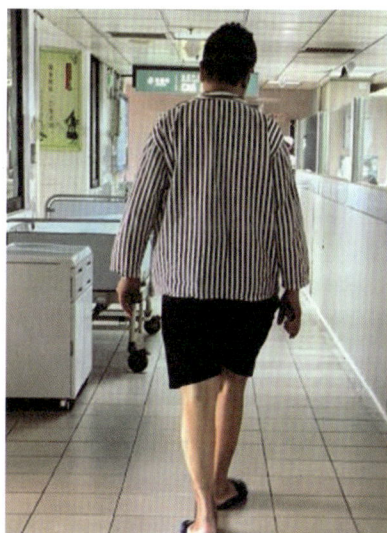

（D）治疗后行走

图 3-8-2　治疗前后功能对比图

六、总结应用

佛山市中医院已使用陶土平衡火罐疗法治疗 27 例早期股骨头坏死患者。经过平均 9 个月的随访，患者症状均有明显改善且暂时无需换髋手术。目前针对股骨头坏死临床有多种治疗手段，这意味着没有一种单一方法能够完全解决这一问题。患者接受关节置换手术后，往往因多种原因面临翻修，手术创伤极大，为了延缓关节置换时间、改善髋关节功能，早期的治疗方案显得尤为关键。笔者认为，运用陶土平衡火罐疗法治疗早期股骨头坏死是一种保护髋关节的有效手段。该病的病机主要是肾虚、血瘀导致股骨头失于濡养而坏死。陶土平衡火罐疗法凭借其操作手法，可以推动髋关节周围经络气血的运行，从而减轻疼痛症状。同时，该疗法还能够松解周围肌肉筋膜的粘连，利于关节的活动。持续的温热对骨骼形成正向刺激，减轻髋关节局部的无菌性炎症，延缓股骨头缺血性坏死的进一步发展。

第九节　骨质疏松症

骨质疏松症是一种由多种原因引发的全身性骨病，主要特征是骨密度和骨质量下降，骨微结构损害，使骨脆性增加，形成易发生骨折的状态。最新调查结果显示，我国 50 岁以上人群骨质疏松症患病率为 19.2%，其中男性患病率为 6.0%，女性患病率则高达 32.1%。骨质疏松症成为中老年人群继糖尿病、高血压后又一重要的健康问题。

一、发病原因和机制

雌激素缺乏是原发性骨质疏松症重要的发病原因和机制之一。雌激素水平降低会减弱对破骨细胞的抑制作用，破骨细胞的数量增加、凋亡减少、寿命延长，导致骨吸收功能增强。近年来，国内外对原发性骨质疏松症发病原因和机制的研究取得了很多新进展，细胞衰老被认为是独立于雌激素不足导致骨质疏松症的重要机制；肠道菌群和骨免疫紊乱也被认为是骨质疏松症的发病原因和机制之一。骨血管生成 – 骨吸收 – 骨形成偶联的三元调控理论的提出，丰富了骨质疏松症的发病原因和机制。骨形态发生蛋白、成骨细胞能量代谢及铁稳态在骨质疏松症发生发展过程中均发挥了作用。

二、临床分类

骨质疏松症分为原发性骨质疏松症和继发性骨质疏松症两大类。原发性骨质疏松症包括绝经后骨质疏松症（Ⅰ型）、老年骨质疏松症（Ⅱ型）和特发性骨质疏松症（青少年型）。绝经后骨质疏松症一般发生在女性绝经后 5 ～ 10 年；老年骨质疏松症一般指 70 岁以后发生的骨质疏松；特发性骨质疏松症主要发生在青少年，病因尚未明确。继发性骨质疏松症指由影响骨代谢的疾病或药物，或其他明确病因导致的骨质疏松。

三、中医理论

中医虽无骨质疏松症病名，但根据其症状表现和骨量减少的机制，可以将其归纳为"骨痿""骨蚀""骨枯"等。目前对于骨质疏松症病因病机的认识尚未统一，中医学认为骨质疏松症最主要的病机为脏腑亏虚，其中肾虚为主要原因，肝虚乃关键因素，脾虚是重要原因，血瘀是骨质疏松症的病理基础。中医五行学说认为，肝属木，肾属水，水木相生，肾气亏损无以生木，肾气不足，气血失于运化，日久则瘀，经络阻滞，精微之物不能濡养脏腑，肝失所养致亏虚，血虚则血流阻滞，渐而血瘀，肾精不足、气血亏虚，筋骨失养进而发病。

四、治疗原则

骨质疏松症的处理原则为消除病因、对症治疗及防治并发症。

1. 保守治疗

保守治疗一般是使用骨健康补充剂（维生素 D、钙剂）、抑制破骨细胞或促进成骨细胞活跃药物干预，配合康复治疗，强调健康的生活方式。对于疼痛剧烈者可使用非甾体抗炎药消炎镇痛，如艾瑞昔布、塞来昔布等。中医药以补益肝肾、强筋壮骨为主，促进肌肉骨骼的生长发育，减少骨丢失。

2. 手术治疗

骨质疏松引起的骨折，符合手术指征条件的，选择手术治疗。

五、验案举例

黄某，女，61岁，佛山市中医院住院患者。

【主诉】全身多处骨关节疼痛半年余。

【病史】患者半年前无明显诱因出现全身多处骨关节疼痛（双腕、双踝、双臀及腰背部），发病后曾于外院治疗，具体诊治不详，效果欠佳。门诊拟以"骨质疏松症"收治入院。

【专科检查】双腕、双踝、双臀及腰背部肿胀疼痛，关节无畸形、轻肿胀。四肢关节活动正常，腰部活动稍受限，活动后疼痛加重。四字试验阴性，直腿抬高试验及加强试验阴性。四肢肌力5级、肌张力正常，远端血运、感觉正常。

【辅助检查】X线检查：①胸腰椎退行性改变，L5/S1椎间盘病变，建议进一步检查。②骨盆及双髋关节退行性改变；骨盆轻度倾斜；诸骨骨质疏松。

骨密度检查：中度骨质疏松。

【诊断】①骨质疏松。②骨盆、双髋关节和胸腰椎退行性改变。

【施护原则】温经通络，补益肝肾。

【施护措施】

1. 陶土平衡火罐疗法

患者采取俯卧位。操作部位以腰背部为主。治疗频率为每周1次，一般治疗3～4次，视患者病情，治疗频率可改为1～2个月1次。

（1）闪罐：取罐底带齿突的中号罐，在腰背部膀胱经闪罐3个回合，动作宜缓慢、轻柔，以促进血液循环，通调全身气血。

（2）揉罐：闪罐后将温热的罐体在督脉及腰背部膀胱经揉罐3个回合，充分利用罐体尚存的温热能量疏通患者的经络及肌肉粘连的组织。重点在肾俞、腰阳关、八髎等穴位加强揉罐 3 个回合，起到温补肾阳的功效。

（3）推罐：局部涂抹陈渭良伤科油，利用小号罐沿督脉、华佗夹脊，以及腰背部膀胱经第 1、2 侧线推罐 3 个回合。在 L5/S1 椎间盘突出处的两侧膀胱经处反复推罐，手法宜沉。重点在肾俞、腰阳关、八髎等穴位加强推罐 3 个回合，起到滋补肝肾的功效。

（4）抖罐：取小号罐，局部涂抹陈渭良伤科油，将罐体吸附于患者体表，手握罐底，将罐体稍用力牵拉，在腰背部膀胱经抖罐。顺肌肉走向，通过牵拉、抖动等手法进行良性刺激，松解粘连韧带及肌肉组织、调节机体平衡。重点在 L5/S1 椎间盘突出处的两侧膀胱经处用提拉震抖的手法松解粘连的肌肉组织。

（5）留罐：在大椎、腰背部膀胱经、腰阳关及两侧环跳留罐 10 ～ 12 个，罐体留置时操作者稍用力牵拉罐体，以验证罐体的牢固性。留罐 7 ～ 10 分钟，以一手拇指按压罐口边缘皮肤，待空气进入后另一手夹持罐体取罐，完成整个陶土平衡火罐的治疗。

2. 护理宣教

（1）饮食指导：患者宜多食补肝肾之品。

（2）功能锻炼：指导患者早期进行床上蹬空运动，中后期进行腰背肌的核心肌群训练。

【疗效评价】

治疗前：患者 VAS 疼痛评分 3 分；BADL 生活评定量表评分 60 分；腰椎 JOA 评分 8 分。

治疗后：患者 VAS 疼痛评分 1 分；BADL 生活评定量表评分 85 分；腰椎 JOA 评分 15 分。

治疗前后患者功能对比见图 3-9-1。

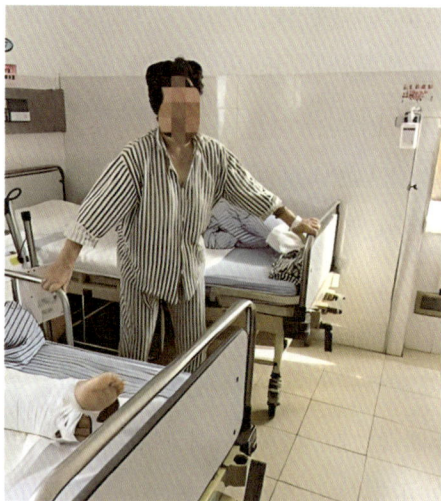
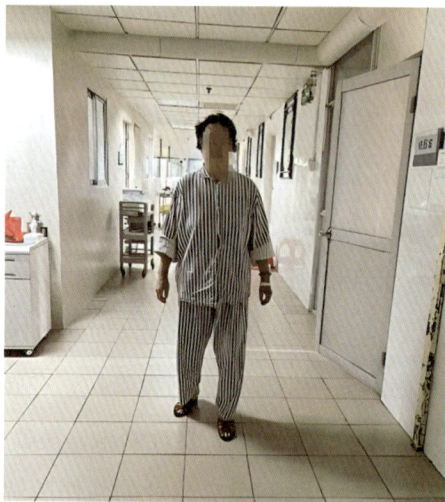

（A）治疗前行走　　　　　　　　　　（B）治疗后行走

图 3-9-1　治疗前后功能对比图

六、总结应用

佛山市中医院已使用陶土平衡火罐疗法治疗 62 例骨质疏松症患者。经过平均 6 个月的随访，患者关节疼痛症状明显改善。笔者认为，骨质疏松属于虚实标本夹杂，而本实标虚也，因此单纯补肝肾、强筋骨、健脾胃容易出现虚不受补、邪以抗药的情况。骨质疏松症患者往往有伏瘀伤骨、肾虚瘀重、络虚络瘀的病机过程，运用陶土平衡火罐疗法标本兼治，以揉罐、推罐、抖罐为核心手法推经走气，达到活血化瘀、通络止痛的效果；利用罐体持续的温热刺激，配合食疗方以温补脾肾、散瘀止痛。

第十节　强直性脊柱炎

强直性脊柱炎是一种慢性炎症性自身免疫疾病，主要表现为进行性的脊柱炎症和骶髂关节炎，并可伴发关节外表现，严重者可出现脊柱畸形和关节强直。尽管强直性脊柱炎无法彻底治愈，但通过早期诊断和积极治疗，可以有效控制症状，提高生活质量。强直性脊柱炎多见于青壮年男性，其患病率各国不一，一般为 0.08% ～ 0.35%。早期诊断和治疗对减少强直性脊柱炎患者功能障碍、改善强直性脊柱炎患者预后十分必要。

一、发病原因和机制

目前对强直性脊柱炎的病因尚不明确，研究表明，其发病可能与遗传、感染、环境、免疫等多个因素相关。强直性脊柱炎具有家族聚集性，某些感染因素及环境因素可能诱发本病。

二、临床分类

根据影像特点将强直性脊柱炎分为 2 类：①中轴型强直性脊柱炎：以中轴关节受累为主，影像学表现为双侧骶髂关节炎的典型表现。若在影像学上没有骶髂关节炎的典型表现，而临床上与中轴型强直性脊柱炎症状相似，则称为非放射学中轴型强直性脊柱炎。②外周型强直性脊柱炎：以外周关节受累为主。多数患者以中轴脊柱关节受累为主（即中轴型强直性脊柱炎）。

三、中医理论

强直性脊柱炎属于中医学"大偻""龟背风"和"竹节风"等范畴。《内经》认为本病与督脉相关。《备急千金要方》提出："肾应骨，骨与肾合……不能久立，屈伸不利……皆由肾气虚弱，卧冷湿地，当风所得也。"由此可见，本病与肾有密切联系。《诸病源候论·背偻候》认为："血为阴，气为阳……若虚则受风……冷则挛急，故令背偻。"由此得出，强直性脊柱炎发病与患者肝肾亏虚、气血虚弱，复感风、寒淫邪之气相关。另外，跌扑损伤、瘀血阻络致气血凝滞也与强直性脊柱炎的发病有关。当代医家多认为本病病机为本虚标实、内外合邪。

四、治疗原则

强直性脊柱炎的处理原则为消除病因、对症治疗及防治并发症。由于本病可能导致肺纤维化的发生，因此提倡戒烟。

1. 保守治疗

目前强直性脊柱炎尚无根治的方法，若患者能及时诊断、合理治疗，可以控制症状并改善预后。强直性脊柱炎的治疗方法主要包括物理治疗、药物治疗与中医药治疗。西医多以非甾体抗炎药、抗风湿药（如柳氮磺吡啶、甲氨蝶呤、沙利度胺等）、生物制剂（如司库奇尤单抗、依奇珠单抗、托法替尼、非戈替尼等）进行药物治疗。规律的物理功能锻炼是强直性脊柱炎治疗成功的基础。中医治疗主要用疏通腰脊、温阳止痛等治法，综合运用针灸、中药、拔罐等治疗手段。

2. 手术治疗

当强直性脊柱炎患者出现明显的脊柱后凸畸形导致功能障碍，髋、膝关节强直，髋、膝关节疼痛及活动受限，伴有结构破坏的 X 线征象，应考虑采用脊柱矫形手术或关节置换手术。

五、验案举例

吴某，女，25 岁，佛山市中医院住院患者。

【主诉】反复腰部疼痛、活动受限 5 个月余，加重 2 个月。

【病史】患者于 2023 年 4 月无明显诱因出现腰部肿痛不适，活动受限，当时未予重视，疼痛症状反复。2023 年 9 月患者再次出现腰部疼痛不适，活动受限，曾于当地医院就诊，具体诊治不详，症状反复。2023 年 11 月，门诊拟以"强直性脊柱炎？"收入院诊治。

【专科检查】腰椎生理曲度存在，脊柱无畸形。腰部轻肿胀，两侧腰肌紧张，局部压痛明显，弯腰活动受限。双下肢四字试验、直腿抬高试验因疼痛无法配合检查。四肢肌力 5 级、肌张力正常，远端趾动、血运好，感觉稍麻木。

【辅助检查】X 线检查：①腰椎侧弯。②双侧髂骨致密性骨炎。

骶髂关节 CT 检查（2023 年 12 月 4 日）：双侧骶髂关节炎，原因待定（强直性脊柱炎？）。

髋关节 MR 检查（2023 年 11 月 17 日）：①双髋关节少量积液。②骶髂关节炎。

实验室检查：HLA–B27 阳性。

【诊断】①强直性脊柱炎。②两侧骶髂致密性骨炎。

【施护原则】温阳化湿，消肿止痛。

【施护措施】

1. 陶土平衡火罐疗法

患者采取俯卧位。操作部位以腰背部为主，肩颈部为辅。治疗频率为每周 1 次，一般治疗 3～4 次，视患者病情，治疗频率可改为 1～2 个月 1 次。

（1）闪罐：取罐底带齿突的中号罐，在腰背部膀胱经闪罐 3 个回合，以促进血液循环，通调全身气血。

（2）揉罐：闪罐后将温热的罐体在督脉及腰背部膀胱经揉罐 3 个回合，充分利用罐体尚存的温热能量疏通患者经络及肌肉粘连的组织。

（3）推罐：腰背部涂陈渭良伤科油，利用小号罐沿督脉、华佗夹脊，以及腰背部膀胱经第 1、2 侧线推罐 3 个回合，再重点在督脉及华佗夹脊反复推罐，手法宜沉，直至出痧。注意推罐不宜过快，以免引起患者牵拉痛。

（4）抖罐：取小号罐，局部涂抹陈渭良伤科油，将罐体吸附于患者体表，手握罐底，将罐体稍用力牵拉，在腰背部膀胱经抖罐，再重点在督脉两侧的华佗夹脊牵拉震抖。此方法可以松解脊柱周围的粘连韧带及肌肉组织，缓解疼痛。

（5）留罐：在大椎、腰背部膀胱经留罐 10～12 个，罐体留置时操作者稍用力牵拉罐体，以验证罐体的牢固性。留罐 7～10 分钟，以一手拇指按压罐口边缘皮肤，待空气进入后另一手夹持罐体取罐，完成整个陶土平衡火罐的治疗。

2. 护理宣教

（1）督脉灸：督脉灸治疗（每周 1 次，连续 2 ～ 3 次），可起到温阳化湿的效果。

（2）饮食指导：患者宜多食补健脾益气之品，如土茯苓赤小豆排骨汤、淮山薏米瘦肉粥等。

（3）功能锻炼：指导患者进行手指爬墙运动、左右手滑轮练习，每次 15 分钟，每天 3 次。

【疗效评价】

治疗前：患者 VAS 疼痛评分 4 分；BADL 生活评定量表评分 60 分；腰部 JOA 评分 8 分。

治疗 2 次后：患者 VAS 疼痛评分 1 分；BADL 生活评定量表评分 95 分；腰部 JOA 评分 16 分。

治疗前及治疗 2 次后罐印对比见图 3-10-1。

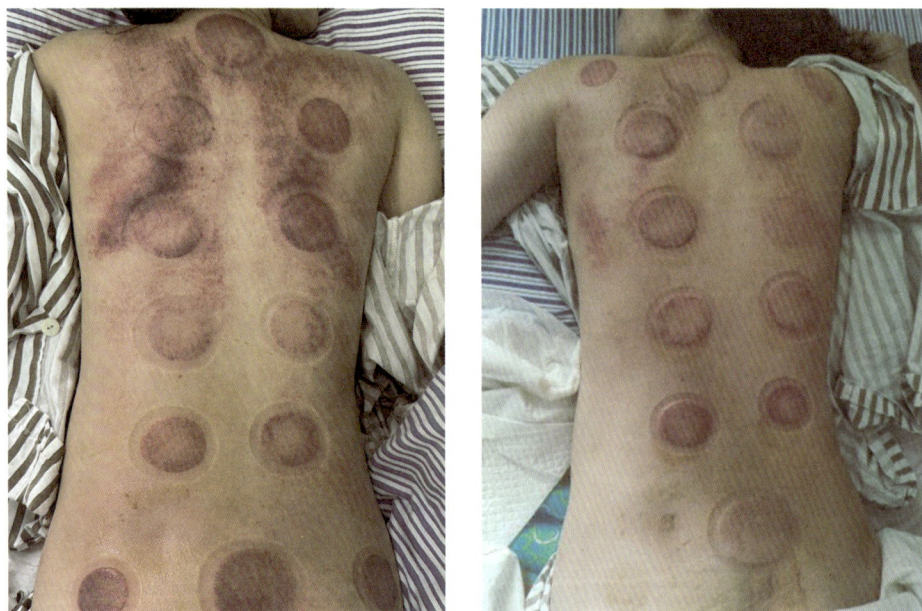

（A）治疗前　　　　　　　　　　　　（B）治疗 2 次后

图 3-10-1　治疗前后罐印对比图

六、总结应用

佛山市中医院已使用陶土平衡火罐疗法治疗 20 例强直性脊柱炎患者。经过平均 6 个月的随访，患者疼痛及关节活动受限症状明显改善。对于这一类疾病，寒湿之邪是导致关节疼痛、僵硬的标实病因。本病病位在督脉，督脉总督一身阳气，因此阳气不足是发病的根本病因。笔者根据"一源三歧"的理论，认为督脉从胞宫分出，阳气为先天之气；肾为先天之本，主一身之阴阳，其阳气和督脉同源，为先天之气；而脾胃所主阳气则不同，来源于后天水谷之气，其气包含营气之血，即"气盛血多者，阳明之位"（《针经指南·标幽赋》）。先天阳气为生来即有，本身用以生长发育，其补充依赖后天阳气。"不通则痛"，腰部疼痛，究其原因是阳气之通路有瘀阻。因此，治疗本病不仅要补益脾肾之阳气，还要温通督脉，通畅阳气布散的通路。其中华佗夹脊位于督脉两侧，乃督脉之气经脊椎到表的孔穴，同时竖脊肌在此广泛分布。基于此，治疗操作的核心部位为腰背部（脾肾）及华佗夹脊（督脉），同时配合督脉灸（温阳），以此实现腰背部的温通，兼散阴邪，最终达成"温、补、通、和"的目的。

第十一节　特发性脊柱侧凸

特发性脊柱侧凸是指脊柱的一个或数个节段向侧方弯曲，伴有椎体旋转的三维脊柱畸形。国际脊柱侧凸研究学会对脊柱侧凸定义如下：应用科布（Cobb）法测量站立正位 X 线片的脊柱侧方弯曲角度，如角度大于 10° 则定义为脊柱侧弯（凸）。病因不明的脊柱侧凸称特发性脊柱侧凸。发病年龄在 10 ~ 18 岁的特发性脊柱侧凸，称为青少年特发性脊柱侧凸。截至 2023 年，我国青少年特发性脊柱侧凸发病率为 1.5% ~ 3%，且随年龄增长，发病率有所上升，女性发病率高于男性，为男性的 2 ~ 4 倍，10 ~ 16 岁是发病高峰期。

一、发病原因和机制

特发性脊柱侧凸目前尚没有明确的病因，但是被认为与激素失调、不对称生长和肌肉不平衡、遗传等因素有关。而日常的生活习惯、行为习惯、不良姿势等也是影响青少年特发性脊柱侧凸发病的重要因素。

二、临床分类

按照侧凸主曲线顶点的解剖位置，结合临床，将青少年特发性脊柱侧凸分为3种类型：①胸椎单弧型：主弧由胸椎组成，腰椎侧凸不明显。②腰椎单弧型：主弧由腰椎组成，胸椎侧凸不明显。③胸腰椎双弧型：胸椎弧顶点在T7，并凸向右侧，腰椎弧顶点在L1、L2，胸腰椎侧凸同时发生，弯度也大体相同。胸腰椎弧度交界处的移行椎体无旋转移位。

三、中医理论

在中医古代文献中并没有特发性脊柱侧凸的病名，但存有大量与本病特征和表现相关的记载，其中"伛偻""背偻""龟背"等描述与本病较为相近，如清代《伤科汇纂·整背腰骨歌诀》的"背或伛偻骨不平"、《医宗金鉴·正骨心法要旨》的"伛偻之形"、《医宗金鉴·幼科杂病心法要诀》的"龟背者……背高如龟"等。《婴童百问》谓："小儿禀受不足……骨节呈露如鹤之膝，抑亦肾虚而得之。"这提示本病以胎禀不足、肾气亏虚为主。

四、治疗原则

特发性脊柱侧凸的处理原则是消除病因、对症治疗及防治并发症。

1. 保守治疗

脊柱侧凸的常规康复治疗方法包括物理疗法（电刺激治疗）、运动疗法（矫正体操）、整脊手法治疗、牵引疗法、支具疗法、心理治疗等。

2. 手术治疗

国际脊柱侧弯矫形和康复治疗学会（SOSORT）制定的指南建议，Cobb角＜10°时，需观察随访至成年；Cobb角为10°～20°（±5°）时，一般选择以脊柱侧凸特定运动疗法（PSSE）为主的物理治疗干预；Cobb角为20°（±5°）～45°时，推荐佩戴支具治疗，配合PSSE物理运动疗法；Cobb角＞45°时，可考虑手术矫正治疗。

五、验案举例

苏某，女，17岁，佛山市中医院门诊患者。

【主诉】腰痛1个月余，加重2周。

【病史】患者1个月前无明显诱因出现腰背部疼痛，无下肢麻木放射痛，无活动受限，未经系统诊治。患者2周前症状加重，遂来佛山市中医院骨科门诊就诊。患者存在坐姿不正确等情况。

【专科检查】脊柱呈侧凸畸形，右侧肩胛稍高，骨盆右侧偏高并向内旋转，以T7和L2为顶点的两段脊柱侧凸明显。腰部局部压痛，无活动受限。下肢肌力5级，肌张力正常。远端趾动、血运可，感觉无异常。

【辅助检查】脊柱全长X线检查：青少年特发性脊柱侧凸，呈"S"形，颈腰椎生理曲度改变。

【诊断】青少年特发性脊柱侧凸。

【施护原则】早发现、早治疗；积极干预，防止脊柱侧凸进展。

【施护措施】

1. 常规康复治疗

物理疗法（电刺激治疗）、运动疗法（矫正体操）、手法治疗（整脊手法复位、筋膜推拿）、牵引疗法。治疗频率为每周2次，治疗3～4周后改为每月1次。

建议患者佩戴矫形支具治疗。

2. 陶土平衡火罐疗法

患者采取俯卧位。操作部位以腰背部为主。治疗频率为每周 1 次，治疗 3 ～ 4 次后改为每月 1 次。

（1）闪罐：取罐底带齿突的中号罐，在腰背部膀胱经闪罐 3 个回合，以促进血液循环，通调全身气血。

（2）揉罐：闪罐后将温热的罐体在督脉及腰背部膀胱经揉罐 3 个回合，充分利用罐体尚存的温热能量疏通患者经络。

（3）推罐：腰背部涂抹伤科油，利用小号罐沿督脉、华佗夹脊，以及腰背部膀胱经第 1、2 侧线推罐 3 个回合。在膀胱经第 2 侧线推罐时注意推罐力度及方向，应根据侧弯的形态施以对应的矫形手法。脊柱凹侧横向推拉，而脊柱凸侧则沿着脊柱由上而下推罐，重复数次，充分利用罐体的余热疏通患者的深层筋膜，松解肌肉间应力，使筋膜得到纵向的拉伸，利于脊柱矫形复位。推罐方向见图 3-11-1。

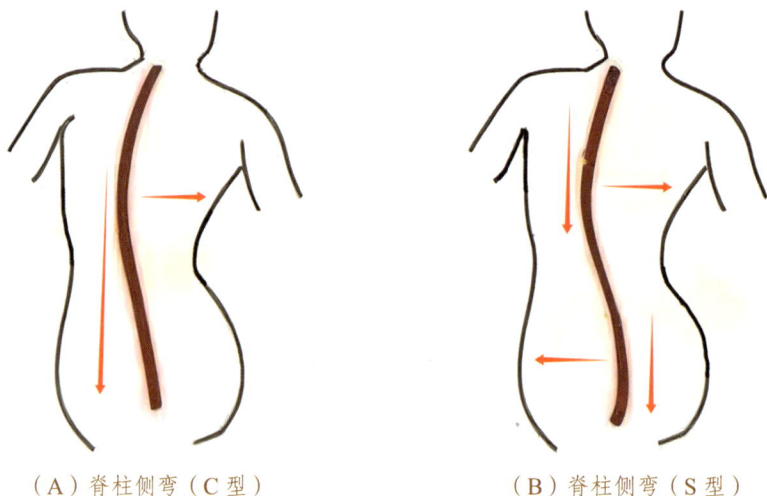

（A）脊柱侧弯（C 型）　　　　　　　　（B）脊柱侧弯（S 型）

图 3-11-1　推罐方向示意图

（4）抖罐：取小号罐，局部涂抹陈渭良伤科油，将罐体吸附于患者体表，手握罐底，将罐体稍用力牵拉，在腰背部膀胱经抖罐，宜用牵拉震抖之手法。注意乙醇棉球点火后快速抖罐，抖罐时重点在脊柱凸侧和脊柱凹侧做反方向牵拉抖罐，抖罐方向则沿着脊柱由上而下，重复数次，有利于脊柱的牵引复位。

（5）留罐：在大椎、腰阳关留2个大号罐，有利于脊柱牵引。在脊柱凸侧及脊柱凹侧两侧膀胱经上留罐8～10个，做反向牵引，有利于脊柱复位。留罐7～10分钟，以一手拇指按压罐口边缘皮肤，待空气进入后另一手夹持罐体取罐，完成整个陶土平衡火罐的治疗。

3. 护理宣教

功能锻炼：指导患者进行核心稳定性训练和个体化训练，每次1.5小时，两项各45分钟，一周至少3次，4周为宜。每天坚持户外活动至少2小时，宜进行球类运动、游泳等，不建议进行芭蕾舞、瑜伽、艺术体操等。

【疗效评价】

治疗前：患者VAS疼痛评分3分；腰部JOA评分8分；Cobb角32.3°。

治疗后：患者VAS疼痛评分0分；腰部JOA评分15分；Cobb角20.33°。

治疗前后患者全脊柱X线片对比见图3-11-2。

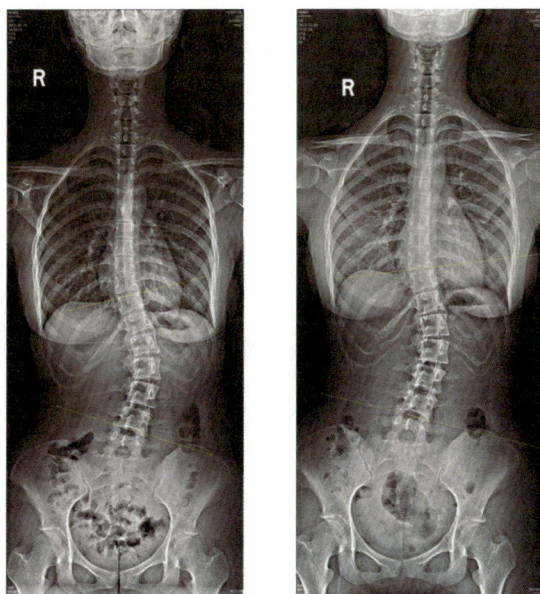

（A）治疗前　　　　　（B）治疗后

图 3-11-2　治疗前后 X 线片对比

六、总结应用

佛山市中医院已使用陶土平衡火罐疗法治疗 10 例特发性脊柱侧凸患者，平均治疗 1 个月，影像结果显示患者脊柱侧凸程度较前均有改善。对于脊柱侧凸的治疗，中医学认为先天肾虚为本，因此以滋补肝肾为内调法；而脊柱侧凸的症状为标，多以推拿正骨为主，配合功能锻炼，以纠正脊柱侧凸。在此基础上，笔者提出，脊柱周围肌肉筋膜力量不足，则不能维持脊柱关节的稳定，所以患者不仅存在先天肾气不足，更有后天脾胃亏虚，导致肌肉萎弱。肌肉乏力则骨不正、筋无力，因此以筋肉带骨，则骨正筋柔。根据生物力学的机制，在操作过程中逆脊柱关节侧凸方向进行操作，同时以脊柱上段为基准，向下纠正脊柱的生理长度，可以纠正脊柱侧凸、恢复脊柱长度；配合功能锻炼，增强肌肉力量，维持脊柱的生理曲度。

第十二节　膝骨关节炎

膝骨关节炎，也称为膝关节退行性骨关节病或膝关节增生性关节炎，是一种常见的关节疾病，主要影响中老年人。该疾病以关节软骨退行性改变和骨质增生为主要特征，常常导致关节疼痛、僵硬和活动受限。据相关统计，我国 50 岁以上的人群膝骨关节炎患病率达 46.3%，60 岁以上人群患病率可达 50%，75 岁的人群患病率高达 80%。本病致残率高达 53%。膝骨关节炎位列老年慢性致残疾病第 2 位，仅次于心血管病。

一、发病原因和机制

该病病因尚不明确，膝骨关节炎的发生一般由膝关节退行性改变、创伤、炎症或过度劳累等因素引起。另外，体重过重、不正确的走路姿势、长时间下蹲、膝关节受凉受寒也是导致膝骨关节炎的原因。其病理特点为关节软骨变性破坏、软骨下骨硬化或囊性变、关节边缘骨质增生、滑膜病变、关节囊挛缩、韧带松弛或挛缩、肌肉萎缩无力等。

二、临床分类

膝骨关节炎根据病因分为原发性膝骨关节炎和继发性膝骨关节炎。原发性膝骨关节炎多发生于中老年人群，无明确的全身或局部诱因，与遗传和体质因素有一定的关系。继发性膝骨关节炎可发生于青壮年，继发于创伤、炎症、关节不稳定、积累性劳损或先天性疾病等。

三、中医理论

在中医学中，膝骨关节炎被视为"痹证""膝痹"的范畴，其发病与肝肾亏虚、风寒湿邪入侵、气血不和等因素有关。肝肾亏虚导致筋骨失养，风寒湿邪阻滞经络，气血不和则导致疼痛、肿胀等症状的出现。中医理论强调整体观念和辨证论治，认为治疗膝骨关节炎应从调整脏腑功能、祛风散寒、活血化瘀等方面入手。

四、治疗原则

膝骨关节炎的处理原则为消除病因、对症治疗及防治并发症。

1. 西医治疗

在西医学中，治疗膝骨关节炎的策略通常涵盖药物疗法、物理疗法及手术疗法。药物疗法主要涉及非甾体抗炎药物和软骨保护剂的使用，旨在减轻疼痛并提升关节功能。物理疗法包括热敷、冷敷、电疗等手段，有助于促进血液循环和缓解肌肉紧张状态。对于那些病情较为严重或对非手术疗法反应不佳的患者，手术疗法成为一种选择，其中包括关节镜手术和关节置换术等。

2. 中医治疗

中医在治疗膝骨关节炎方面可采用多种方法，包括口服中药、外用中药、针灸疗法及推拿技术。口服中药治疗是依据患者体质与病情差异，选用具有补肾壮骨、祛风散寒、活血化瘀等功效的药物。外用中药则通过贴敷、熏洗等手段，直接作用于膝关节，以减轻疼痛和肿胀。针灸与推拿疗法通过刺激特定穴位和按摩关节，以调和气血、疏通经络。

五、验案举例

吴某，女，64 岁，佛山市中医院门诊患者。

【主诉】膝部疼痛、酸软无力 1 年余，加重 2 周。

【病史】患者 1 年前无明显诱因出现双膝疼痛，无活动受限，未经系统诊治。2 周前患者无明显诱因突发双下肢弯曲受限、双膝酸软无力，进行性加重，伴纳呆、大便溏泄、夜寐欠安，曾于外院骨科、内科就诊，症状反复，遂来佛山市中医院就诊。患者语声低怯，面色少华，自述平日喜暖，膝部疼痛，膝关节活动不利，大便稀溏，大便每日 3 ~ 4 次，小便正常，纳差，眠差，多梦易醒，有高血压病史。舌淡胖、苔白厚腻，舌底瘀暗、舌中见裂纹。脉沉滑。

【专科检查】双侧膝关节轻度肿胀，关节内侧间隙轻压痛，腘窝压痛。双侧膝关节弯曲受限，活动度为 0°~ 90°，屈膝可触及关节摩擦感。抽屉试验阴性，侧方应力试验阴性。远端趾动、血运良好，感觉无麻木。

【辅助检查】X 线检查：双膝骨性关节面边缘、胫骨髁间突、髌骨上缘及髌骨下缘骨质增生，骨赘形成，未见骨质破坏，内侧关节间隙变窄。右侧胫骨髁间旁突见一小致密影游离，大小约 0.9cm×0.8cm。

【诊断】双侧膝骨关节炎。

【施护原则】温经通络，温中健脾，养心。

【施护措施】

1. 陶土平衡火罐疗法

患者采取俯卧位及仰卧位。操作部位以腰背部为主，膝关节周围为辅。

（1）闪罐：取罐底带齿突的中号罐，在腰背部膀胱经闪罐 3 个回合后，再重点对膝关节进行闪罐，待皮肤变潮红后停止闪罐，起到通调全身气血、促进膝关节的血液循环的作用。

（2）揉罐：闪罐后将温热的罐体在督脉及腰背部膀胱经揉罐 3 个回合，再重点对膝关节周围揉罐 3 个回合，充分利用罐体尚存的温热能量疏通患者膀胱经、调动膝部的气血，起到温经通络的作用。

（3）推罐：利用小号罐沿督脉、华佗夹脊，以及腰背部膀胱经第 1、2 侧线推罐 3 个回合，再重点在膝部推罐，直至出痧。膀胱经推罐起到温阳通络、推动全身气血运行的功效，膝部推罐起到促进局部血液运行的功效。

（4）抖罐：取小号罐，在腰背部膀胱经及膝部抖罐，于局部涂抹陈渭良伤科油，将罐体吸附于患者体表，手握罐底，将罐体稍用力牵拉，通过牵拉、抖动等手法进行良性刺激，松解粘连韧带及肌肉组织，调节机体平衡。注意以膝部痛点为中心，从四周向中心方向提拉震抖，改善局部血运的同时松解粘连的肌肉组织。

（5）留罐：在大椎、腰阳关、腰背部及双下肢膀胱经相关穴位留罐 10 ～ 12 个，罐体留置时操作者稍用力牵拉罐体，以验证罐体的牢固性。留罐 7 ～ 10 分钟，以一手拇指按压罐口边缘皮肤，待空气进入后另一手夹持罐体取罐，完成整个陶土平衡火罐的治疗。

2. 护理宣教

（1）泄泻的护理措施：第 1 天选用佛山市中医院自制健脾益气脐灸粉，于神阙进行隔物灸后，患者自觉腹部温热，但腰骶部无温热感。第 2 天更换为温阳补肾脐灸粉，灸后患者腰骶部有透热感。每天 1 次，上午执行，连续灸 3 天。此后再用健脾益气脐灸粉贴敷神阙，连续贴敷 3 天，每晚睡觉前贴，第 2 天早上清除。（图 3-12-1）

（2）失眠的护理措施：健脾益气脐灸粉贴敷神阙，每天 1 次，连续 1 周，以达到健脾益气、宁心安神的效果。

（3）饮食指导：忌食生冷寒凉食物，宜多食健脾益气之品，必要时进行膳食调理。

（4）功能锻炼：指导患者在无痛范围内进行膝关节屈伸运动。每组 10 ～ 15 次，每日 3 组，逐渐增加抗阻训练。

（5）生活指导：指导患者劳逸结合。

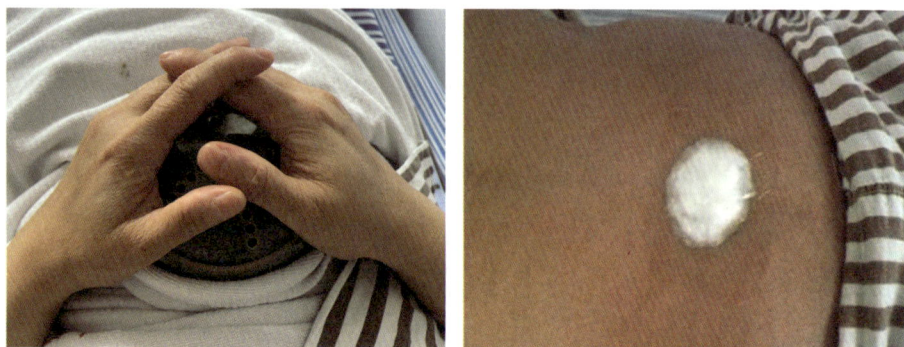

（A）脐灸　　　　　　　　　　（B）脐粉贴

图 3-12-1　脐部治疗图

【效果评价】

治疗前：患者 VAS 疼痛评分 5 分；Lysholm 膝关节评分表评分 73 分；PSQI 总分 9 分；泄泻证候评估量表评分 3 分，大便每天 3 ～ 4 次，不成形。

治疗后：患者 VAS 疼痛评分 1 分；Lysholm 膝关节评分表评分 85 分；PSQI 总分 4 分；泄泻证候评估量表评分 1 分，正常排便，每天 1 次。

治疗前后患者膝关节功能对比见图 3-12-2。

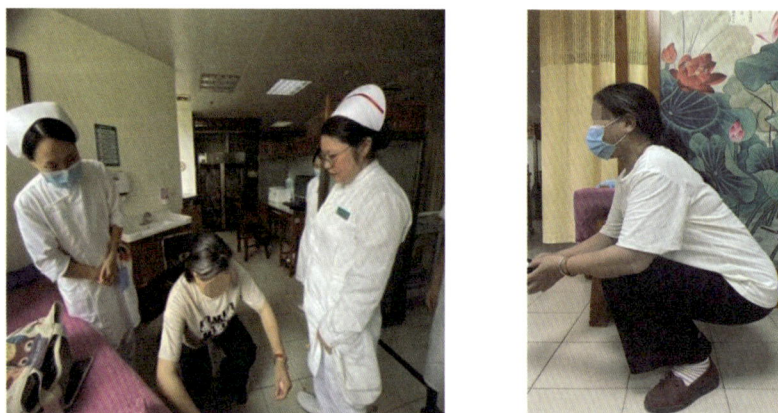

（A）治疗前　　　　　　　　　　（B）治疗后

图 3-12-2　治疗前后膝关节功能对比图

六、总结应用

急则治其标，缓则治其本。患者进食后即有便意，泄泻，睡眠欠佳，严重影响生活质量，虽然患者主要诊断是膝痹，但目前急需解决的护理问题是泄泻。患者第 1 天脐灸用的是健脾益气粉，灸后自觉腹部温热，但腰骶部无温热感；第 2 天调整更换脐灸粉，以温阳补肾脐灸粉进行脐灸，灸后患者腰骶部即刻有透热感，当天效果显现，进食后无便意。连续实施 3 天后，无便溏。在实施过程中，随时根据患者的疗效及反馈进行辨证，调整施护方案，体现了辨证施护的重要性。随着老年社会的到来，这类膝痹的患者会越来越多，我们要加强该疾病的宣教，做到既病防变、未病先防。

第四章　内科疾病

内科疾病涉及不同的脏腑、表里层次、营卫气血变化等，应进行辨证论治。中医治疗内科疾病，多以中药为主、针灸为辅，较少将拔罐疗法作为系统治疗内科疾病的方案。这主要是因为内科疾病病情复杂，其病位、病势、病性、病因均与骨伤科疾病有明显区别。拔罐疗法通常被认为属于康复保健、健康保养的范畴，多用以治疗病位表浅、症状较轻、发病缓慢的疾病。同时，拔罐疗法在操作部位的选择上，多以背部为主，兼及四肢。经拔罐治疗后，局部会出痧、出斑，这属于泻法、散法的治疗表现。因此，传统观念认为，拔罐疗法难以系统应用于病情复杂多变的内科疾病。

而陶土平衡火罐疗法在传统拔罐疗法的基础上，配合多种手法操作，实现了温补、祛寒的治疗效果。同时，其创新性地按照脏腑相应的体表投影区，划分出肺区、心区、肝胆区、脾胃区、肾区、排泄区（大小肠区）、生殖区等7个背部全息反射区，以此对应内科疾病不同脏腑发病的病位，在治疗上更具有针对性。经络为气血运行的通路，基于背部全息反射区理论，陶土平衡火罐疗法对经络、穴位进行治疗，可以通调卫气营血。针对内科复杂疾病的治疗，陶土平衡火罐疗法操作主要分为以下步骤：①辨病、辨证以确定治疗方案。②选择相应的背部全息反射区。③根据病证与经络选择相应穴位。④选择合适的罐法操作。总之，本章将以内科疾病的部分常见病为例，介绍陶土平衡火罐疗法的临床运用方法，使读者对该疗法更加了解。

第一节　上呼吸道感染

上呼吸道感染是指发生在上呼吸道（主要包括鼻腔、咽部和喉部）的炎症。它通常是由病毒或细菌感染引起的，是最为常见的急性呼吸道感染性疾病。在季节交替、气候变化或人群聚集的场合，上呼吸道感染的发病率相当高。儿童、老年人及免疫功能低下的人群是上呼吸道感染的高发人群。

一、发病原因和机制

急性上呼吸道感染有 70% ～ 80% 由病毒引起，涉及的病毒种类包括鼻病毒、冠状病毒、腺病毒、流感病毒、副流感病毒、呼吸道合胞病毒、埃可病毒和柯萨奇病毒等；20% ～ 30% 的上呼吸道感染则由细菌引起，这些细菌可能单独存在，或在病毒感染之后继发感染。常见的细菌包括口腔定植的溶血性链球菌，以及流感嗜血杆菌、肺炎链球菌和葡萄球菌等，偶尔也会发现革兰阴性杆菌。然而，接触病原体后是否发病，还受到传播途径和人群易感性的影响。淋雨、受凉、气候突变、过度劳累等因素可能会降低呼吸道的局部防御功能，导致原本存在的病毒或细菌迅速繁殖，或者直接通过接触患者的喷嚏、空气及被病原体污染的手和用具而诱发本病。

二、临床分类

根据病因及病变范围的不同，上呼吸道感染可分为以下几种类型：①普通感冒：表现为鼻塞、流涕、咽痛等，通常 1 周内自愈。②急性病毒性咽炎或喉炎：伴有咽痛、声音嘶哑，可能有发热。③急性疱疹性咽峡炎：常见于儿童，有咽痛和发热，病程约 1 周。④咽结膜热：表现为发热、咽炎、结膜炎，持续4 ～ 6 天。⑤细菌性咽炎及扁桃体炎：起病急，有高热、咽痛、扁桃体肥大，可能伴有淋巴结肿大。

三、中医理论

根据上呼吸道感染的临床表现可将其归纳为肺系疾病，属中医学"感冒""咳嗽"的范畴。根据中医理论，可根据感受外邪的特点将其证型分为风寒、风热、暑湿等。平素体虚、久病迁延不愈者，发病后易出现外邪内陷，表现出气虚、阴虚、阳虚等。因此，治疗时需根据患者的具体症状和体质进行辨证施治。

四、治疗原则

上呼吸道感染的处理原则以对症处理和防治继发细菌感染为主。

1. 西医治疗

根据病原体的不同，选择合适的抗病毒或抗菌药物进行治疗。同时，针对患者的症状，采用解热、镇痛、镇咳等药物对症治疗。

2. 中医治疗

中医以发汗解表为基本治疗原则，根据不同证型，配合辛温发散、辛凉解表、燥湿化痰、滋阴补肺等治法。中药煎剂、针灸、拔罐等可以缓解症状。

五、验案举例

谭某，男，47岁，佛山市中医院门诊患者。

【主诉】鼻塞、流涕、咳嗽、乏力3天。

【病史】患者3天前受凉后出现鼻塞、流涕，鼻涕色白、质地清稀，伴有咳嗽咳痰，痰白质稀，自觉乏力，纳差，睡眠尚可，二便调。无发热、咽痛、头痛等症状。患者自行服用感冒药后症状未见明显缓解，于2023年2月16日来门诊就诊。

【诊断】急性上呼吸道感染。

【四诊评估】

望诊：流清涕，舌淡苔薄白。

闻诊：语音低微，无特殊气味。

问诊：患者自诉鼻塞、流涕、咳嗽、乏力，无发热、咽痛、头痛等症状。

切诊：脉浮紧。

【辨证结果】咳嗽（风寒犯肺证）。

【护理计划】

护理问题：鼻塞、流涕、咳嗽、乏力。

相关因素：风寒之邪侵袭肺卫，肺气失宣。

施护原则：疏风散寒，宣肺止咳。

预期目标：治疗1次后患者鼻塞、流涕、咳嗽等症状明显减轻，精神状态好转。

【施护措施】

1. 陶土平衡火罐疗法（风寒犯肺型咳嗽）

以陶土平衡火罐疗法标准操作流程为基础，结合患者的体质特点和病情，在施罐过程中进行动态调整，以确保治疗的安全性和有效性。

重点施术区：背部全息反射区的肺区、脾胃区、肾区。

重点施术穴位：大椎、肺俞、风门、陶道、脾俞、胃俞、肾俞、命门等。

辨证施术：根据表里、虚实、寒热的治疗原则，闪罐后采用复式温法、补法在脾俞、胃俞、肾俞、命门运用温热的罐体揉罐，以温补脾肾、祛寒外出。操作后采用复式温散法在大椎、肺俞、风门、陶道推罐，重推至痧出透，以疏风散寒、祛邪外出，缓解咳嗽症状。

2. 护理宣教

（1）饮食指导：患者应饮食清淡易消化的食物，忌食辛辣、油腻、生冷食物，可食用生姜红糖水、葱白粥等具有温阳散寒作用的食物。

（2）生活指导：嘱患者注意保暖，避免受凉，保持室内空气流通，适当休息，避免过度劳累。

（3）运动指导：指导患者进行适当的运动，如散步、太极拳等，增强体质，提高抗病能力。

【效果评价】经治疗，第 2 天患者诉鼻塞、流涕、咳嗽等症状明显减轻，精神状态好转，乏力感消失。

六、总结应用

佛山市中医院已使用陶土平衡火罐疗法治疗约 150 例上呼吸道感染（感冒、咳嗽等肺系疾病）患者，临床效果显著，平均 3 天治愈。对于外感风寒证、风寒犯肺证的感冒、咳嗽患者，既往治疗中较少使用火罐疗法，然而根据辨证论治的思想，凡是符合疏风散寒的治疗原则，即使是火罐疗法，也能对这类感冒产生良好的疗效。笔者认为，感冒、咳嗽这一类病位表浅的疾病更适合用本疗法治疗。太阳主表、督脉总督一身之阳气，风寒证肺系疾病运用陶土平衡火罐疗法在背部操作可以更快缓解患者的症状。"邪之所凑，其气必虚"，治疗时要适当调补脾肾正气，以更好地祛邪外出。治疗虚证类的肺系疾病，要在补虚的基础上通畅太阳经及三焦气机，促进气血津液布散，以扶正祛邪，加强抵御外邪的能力。

第二节　便秘

便秘是指排便次数减少，伴排便困难、粪便干结的疾病。通常而言，正常人每日排便 1～2 次或 1～2 日排便 1 次，而便秘患者每周排便少于 3 次，并且排便费力，粪质硬结、量少。便秘的发病率相当高，尤其在中老年人群和女性中更为常见。随着生活节奏的加快和饮食习惯的改变，便秘的发病趋势呈上升态势。

一、发病原因和机制

便秘的病因极为复杂，至今仍未完全明确，除器质性和药物等继发性因素外，便秘还可能与遗传、饮食、肠道菌群、年龄和性别等因素有关。此外，长期卧床、久坐不动、饮食缺乏纤维素等因素也可能导致便秘的发生。

二、临床分类

临床上根据病因将便秘分为器质性便秘和功能性便秘两种：①器质性便秘：由器官病变引起，如手术后肠粘连、肿瘤、炎症等，需针对原发病治疗。②功能性便秘：与生活变化、情绪压力、饮食习惯有关，通常通过改善生活习惯来缓解。根据便秘的发病程度还可区分为急性便秘与慢性便秘两类：①急性便秘：由肠梗阻、肠麻痹、急性腹膜炎、脑血管意外等急性疾病引起。②慢性便秘：病因较复杂，一般可无明显症状。按便秘的发病部位分类，可分为两种：①结肠性便秘：由于结肠内、外的机械性梗阻引起的便秘称为机械性便秘；由于结肠蠕动功能减弱或丧失引起的便秘称为无力性便秘；由于肠平滑肌痉挛引起的便秘称为痉挛性便秘。②直肠性便秘：由于直肠黏膜感受器敏感性减弱导致粪块在直肠堆积，常见于直肠癌、肛周疾病等。习惯性便秘多见于中老年人和孕产妇。

三、中医理论

在中医学中，便秘通常与脏腑功能失调、胃肠津液亏虚等因素有关。根据不同的临床表现和病因，便秘可分为实秘和虚秘两类。实秘多因饮食不节、情志失调、胃肠实热等因素所致，表现为大便干燥、腹胀腹痛等；虚秘则多因气血不足、脏腑虚弱所致，表现为大便不干但排出无力。

四、治疗原则

便秘的处理原则为通畅大便、对症治疗及防治并发症。

1. 西医治疗

西医治疗便秘主要以药物治疗为主，常用的药物有泻药、促动力药和益生菌等，旨在增加肠道水分、刺激肠道蠕动或调节肠道菌群平衡。

2. 中医治疗

中医治疗主要采用辨证施治的方法，通过调理脏腑功能、调和气血来改善症状，常用的中药方剂包括润肠丸、麻子仁丸等；同时针灸、推拿等中医疗法也有助于缓解便秘症状。

五、验案举例

黄某，女，43岁，佛山市中医院门诊患者。

【主诉】大便干结3个月余，加重伴排便困难1周余。

【病史】患者3个月前无明显诱因出现大便干结，排便费力，4日1次，无明显腹痛腹胀，未经系统诊治，症状反复不愈。1周前患者症状加重，伴有排便困难，食欲尚可，睡眠欠佳，小便正常。患者于2024年4月2日来门诊就诊。

【诊断】便秘。

【四诊评估】

望诊：面色萎黄，舌红苔薄黄，舌中有裂纹。

闻诊：口气无明显异味，呼吸平稳。

问诊：患者自诉大便干结如羊屎粒，排便困难，进食后腹胀，无腹痛，食欲尚可，睡眠欠佳。

切诊：脉细数，腹部触诊无压痛，肠鸣音正常。

【辨证结果】便秘（热证）。

【护理计划】

护理问题：便秘。

相关因素：热结肠腑导致肠道传导失司；热伤津液导致大便干结如羊屎粒。

施护原则：泻热导滞，润肠通便。

预期目标：治疗1次后排便通畅、大便正常。

【施护措施】

1. 陶土平衡火罐疗法（热秘）

以陶土平衡火罐疗法标准操作流程为基础，结合患者的体质特点和病情，在施罐过程中进行动态调整，以确保治疗的安全性和有效性。

重点施术区：背部全息反射区的脾胃区、排泄区，腹部及手阳明大肠经等部位。

重点施术穴位及部位：脾俞、胃俞、大肠俞、大横、天枢、照海，前臂手阳明大肠经部位。

辨证施术：根据虚实、寒热的治疗原则，闪罐后采用复式泻法在天枢、大横沿顺时针方向缓慢推动陶土罐，同时采用提拉震抖手法进行强化治疗，进行小幅度上下提拉和左右震抖，以增强穴位刺激，调整胃肠蠕动、运化功能，促进排便。操作后采用复式泻法、寒法先在脾俞、胃俞、大肠俞推罐，重推至痧出透，再在前臂手阳明大肠经部位推罐至皮肤红润，出痧为度，以泻热导滞通便。最后采用复式补法在照海用未使用过的陶土罐轻柔地揉罐，以养阴润肠通便。

2. 护理宣教

（1）**饮食指导**：患者每日饮水约 2000mL，可饮菊花蜂蜜水以清热润肠，同时增加膳食纤维的摄入，如蔬菜、水果、核桃仁等，以软化大便。

（2）**运动指导**：指导患者晨起空腹及夜晚睡前进行吐纳功法训练，每次 10～15 分钟，可达到促进肠蠕动、益气生津的作用。

（3）**生活指导**：告知患者保持良好的生活习惯，如规律作息、适量运动、避免长时间久坐等。

【效果评价】

经治疗，患者诉 2 小时后顺畅排便，第 3 天大便不干结。

六、总结应用

佛山市中医院已使用陶土平衡火罐疗法治疗约 60 例便秘患者，平均治疗 2 次即可顺利排便，大便由干结变为正常。除部分老年习惯性便秘患者复发率较高，其余患者均取得明显效果。对于这一类疾病，笔者认为其病机多与阴虚燥热和脾虚有关，岭南地区湿热并重，热伤津液，阴津耗伤则大便硬结难下；

脾虚湿滞，湿阻气机，脾气亏虚不能推动大便排出，气机不畅，则胃肠气滞，排便亦艰涩难出。陶土平衡火罐疗法可通畅腹背部气机，促进胃肠蠕动。治疗时，先在背部操作以疏通太阳经气、改善三焦水液代谢，促进全身气机的输布；再于腹部按顺时针方向进行操作，促进胃肠蠕动，协助大便排出（腹部为募穴所在部位，兼有泻实之效）；后于脾俞、胃俞、大肠俞及手阳明大肠经来回推罐，以泻热通腑，促使大便排出；最后轻揉照海以养阴润肠。多种方法综合使用，以达到泻热导滞、润肠通便之效。

第三节　胃肠病

胃肠病是胃肠道疾病的总称，涵盖了胃肠道的炎症、溃疡、出血性疾病、自身免疫性疾病、功能性疾病及良恶性肿瘤等多种类型。它主要影响胃、小肠、大肠等部位的胃肠黏膜，引发一系列的症状和不适感。

一、发病原因和机制

胃肠道疾病的成因和病理机制极为复杂且多样。常见的致病因素包括以下几点：①遗传因素：部分患者表现出家族遗传倾向，这可能增加其患病的风险。②药物因素：长期服用某些药物，例如非甾体抗炎药和激素类药物，可能会对胃肠道黏膜造成损害。③饮食因素：不规律的饮食习惯、过度摄入辛辣食物和饮品等，均可能对胃肠道黏膜造成伤害。④细菌感染：如幽门螺杆菌感染，是引发胃炎、胃溃疡等胃肠道疾病的一个常见原因。⑤精神因素：长期的精神压力、焦虑、抑郁等情绪问题亦可能对胃肠道功能产生不利影响，从而诱发胃肠道疾病。

二、临床分类

胃肠病的临床分类主要包括以下几种类型：①胃炎：是指胃黏膜的炎症状态，可进一步划分为急性胃炎和慢性胃炎两种。急性胃炎通常由食物中毒、药物或酒精摄入不当引起，其临床表现包括上腹部疼痛、恶心、呕吐等。而慢性胃炎则多由长期的不良饮食习惯、幽门螺杆菌感染等因素导致，患者常伴有上腹部不适、饱胀感、食欲减退等症状。②胃溃疡：是指胃黏膜出现局部缺损，通常发生在胃的幽门区域或胃体部位。其主要症状包括上腹部疼痛、反酸、嗳气等，严重时可能出现出血或穿孔现象。③胃癌：是指胃黏膜细胞发生的恶性肿瘤，早期可能无明显症状，随着病情发展，可能出现上腹部疼痛、食欲减退、体重下降、贫血等症状。胃癌的发病与遗传、环境、饮食等多种因素相关。④肠炎：是指小肠或大肠黏膜的炎症状态，可表现为急性肠炎或慢性肠炎。急性肠炎常由食物中毒或感染引起，临床症状包括腹痛、腹泻、恶心、呕吐等。慢性肠炎可能与自身免疫性疾病、感染、药物等因素有关，患者常有腹痛、腹泻、体重减轻等症状。⑤肠易激综合征：是一种功能性肠病，其特征为腹痛、腹胀、排便习惯改变（如腹泻或便秘），但无器质性病变。该病的发生可能与肠道动力异常、肠道敏感性增加、精神心理因素等有关。⑥炎症性肠病：主要包括克罗恩病和溃疡性结肠炎。克罗恩病可影响消化道的任何部分，临床表现包括腹痛、腹泻、体重下降等症状。溃疡性结肠炎主要影响大肠，表现为腹痛、腹泻、血便等症状。

三、中医理论

在中医学中，胃肠病多属于"脾胃病""太阴病""阳明病"等范畴。中医认为，脾胃为后天之本、仓廪之官，负责运化水谷精微和受纳腐熟水谷。当脾胃功能失调时，就会出现各种胃肠病的症状。中医认为胃肠病的发生与饮食不节、情志失调、劳倦过度等因素密切相关。治疗时，中医注重辨证施治，通过调理脾胃功能、调和气血、平衡阴阳等方法来达到治疗目的。

四、治疗原则

胃肠病的处理原则为消除病因、对症治疗及防治并发症。

1. 西医治疗

西医注重快速控制症状和病因治疗，对于急性胃肠炎等感染性疾病，通常采用抗生素等药物进行抗感染治疗。对于胃溃疡等器质性疾病，则可能采用手术或内镜治疗等方法来修复损伤组织。

2. 中医治疗

中医注重整体调理和个体化治疗，根据患者的具体病情和体质特点，采用中药方剂、针灸、推拿等方法进行治疗。常用的中药方剂包括香砂养胃丸、参苓白术散等，这些药物具有健脾和胃、理气止痛等功效。针灸和推拿等方法则可以通过刺激经络和穴位来调节气血运行和脏腑功能。

五、验案举例

陈某，女，56 岁，佛山市中医院门诊患者。

【主诉】胃脘部胀痛伴嗳气反酸 1 个月余。

【病史】患者 1 个月前与家人争吵后出现胃脘部不适，时有隐痛，伴嗳气、反酸，食欲不振，大便偏稀，无明显体重减轻，曾自行服用胃药（具体用药不详），症状反复不愈，进食及情绪波动后加重。

【辅助检查】胃镜检查：慢性非萎缩性胃炎。

【诊断】慢性非萎缩性胃炎。

【四诊评估】

望诊：患者面色萎黄，舌苔白腻，舌体胖大，边有齿痕。

闻诊：嗳气，口气略重，身体无特殊气味。

问诊：患者自诉情绪易波动，时感焦虑，胃脘部胀痛，偶有反酸，平素胃口不佳，饮食不规律，喜食辛辣油腻。

切诊：脉象弦，腹部触诊胃脘部有压痛、喜按。

【辨证结果】胃痛（肝气犯胃证）。

【护理计划】

护理问题：胃脘胀痛、嗳气反酸。

相关因素：肝气郁结，疏泄失职，横逆犯胃，导致胃气上逆。

施护原则：疏肝和胃，降逆止酸。

预期目标：治疗 1 次后胃脘胀痛减轻，食欲提高，嗳气反酸次数减少。

【施护措施】

1. 陶土平衡火罐疗法（肝气犯胃型胃痛）

以陶土平衡火罐疗法标准操作流程为基础，结合患者的体质特点和病情，在施罐过程中进行动态调整，以确保治疗的安全性和有效性。

重点施术区：背部全息反射区的脾胃区、肝胆区及胸胁部。

重点施术穴位：脾俞、胃俞、肝俞、胆俞、大包、日月、期门。

辨证施术：根据虚实、阴阳的治疗原则，闪罐后采用复式补法用温热的罐底在脾俞、胃俞进行揉按，以健脾和胃、缓中补虚。推罐时采用复式泻法先在肝俞、胆俞等穴位重推，再沿着大包、日月、期门 3 个穴位轻推至皮肤潮红，使痧出透，以疏肝利胆、降逆止酸，调整气机的升降。最后在日月、期门重点揉按，以疏肝解郁，调整脏腑功能，缓解焦虑情绪。

2. 护理宣教

（1）脐疗护理：在肚脐贴敷健脾益气脐疗粉，每日 1 次，连续 1 周。

（2）生活指导：保证充足的睡眠，避免熬夜，保持良好的作息习惯。

（3）饮食指导：饮食时间要规律，一日按时三餐或医生指导下的少食多餐。选择易消化、营养均衡的食物，如粗粮、细粮搭配，多吃蔬菜水果。尽量避免生冷、肥甘厚腻、辛辣香燥、酒、浓茶、浓咖啡等刺激性的饮食物。多吃具有养胃作用的食物，如小米粥、山药、枸杞、桂圆、红枣等。

【效果评价】

经治疗，第 2 天患者诉胃脘胀痛、嗳气反酸等症状明显减轻，食欲增加，情绪较前稍稳定。

六、总结应用

佛山市中医院已使用陶土平衡火罐疗法治疗约 15 例胃肠病患者，临床效果显著，大多数患者在第 1 次治疗后症状基本缓解。由于岭南一带湿热流行，湿邪困脾，脾虚难以运化，不能为胃行其津液，故多见脾胃不足等证。脾胃中土亏虚，则肝胆阳木易横逆脾胃，进一步加重脾胃亏虚。肝胆郁热耗伤阴液，阴虚胃热，因此出现一系列嗳气、反酸、胃灼热、腹胀等症状。笔者采用陶土平衡火罐疗法疏通背部的经络，尤其注重调理三焦气机、调节水液代谢功能。治疗时，在背部的肝胆区、脾胃区重点操作，以疏肝行气、健脾和胃；配合脐疗粉，以加强脾胃的运化功能，快速缓解患者症状；揉按肝胆经募穴，可以更好地调节肝胆气机，缓解患者焦虑情绪。

第四节　心悸

心悸是指患者自觉心跳加快、心脏跳动有力或不规则，伴随或不伴随恐慌感的一种主观感受。这种感觉可能是由于心脏活动异常、心脏功能失调或精神因素等多种原因导致的。

一、发病原因和机制

心悸的发病原因和机制复杂多样，涉及心脏本身的功能异常及全身其他系统的疾病。具体而言，心悸可能由以下几种情况引起：①心脏疾病：如心律失常（包括期前收缩、房颤、室上性心动过速等）、心肌缺血、心肌炎、心包炎、先天性心脏病等，这些疾病直接导致心脏电生理或机械功能的异常，从而引起心悸。②内分泌系统疾病：如甲状腺功能亢进、嗜铬细胞瘤等，这些疾病通过影响内分泌激素水平，间接作用于心脏，导致心率加快或心律不齐。③神经系统疾病：如自主神经功能紊乱、焦虑症、抑郁症等，这些疾病通过影响自主神经系统的平衡，引起心脏功能的异常。④电解质失衡：如低钾血症、低镁血症等，电解质失衡可影响心脏的电生理特性，导致心律失常。⑤药物不良反应：如咖啡因、某些抗心律失常药物、某些抗生素等，可能引起心悸。

二、临床分类

心悸的临床分类主要根据其发生的原因和特点进行划分，具体如下：①心律失常型心悸：是心悸最常见的类型，包括各种心律失常，如期前收缩、房颤、室上性心动过速等。患者可能感到心跳不规则、快速或缓慢，有时伴有头晕、乏力等症状。②心肌缺血型心悸：由于冠状动脉供血不足，心肌缺血导致心悸。患者可能伴有胸痛、胸闷等症状，严重时可发展为心肌梗死。③心脏器质性疾病引起的心悸：如心肌炎、心包炎、先天性心脏病等，这些疾病可导致心脏结构和功能的改变，从而引起心悸。④内分泌系统疾病引起的心悸：甲状腺功能亢进、嗜铬细胞瘤等内分泌疾病可导致心率加快或心律不齐，患者可能伴有其他内分泌系统疾病的症状。⑤神经系统疾病引起的心悸：自主神经功能紊乱、焦虑症、抑郁症等神经系统疾病可引起心脏功能的异常，患者可能伴有情绪波动、失眠等症状。⑥电解质失衡引起的心悸：低钾血症、低镁血症等电解质失衡可影响心脏的电生理特性，导致心律失常，患者可能伴有乏力、肌肉痉挛等症状。⑦药物不良反应引起的心悸：如咖啡因、某些抗心律失常药物、某些抗生素等，均可能引起心悸，患者在用药过程中需注意药物的不良反应。

三、中医理论

在中医学中，心悸可作为病名，与"惊悸""怔忡"相关。中医认为，心悸的发生与心气不足、心血亏虚、心阳不振等因素有关。中医通过望、闻、问、切等四诊合参的方法辨证施治，采用补益心气、养血安神等方法调理患者的身体状况。

四、治疗原则

心悸的处理原则为消除病因、对症治疗和预防并发症。

1. 西医治疗

针对心悸的西医治疗主要包括药物治疗和非药物治疗两种方式。药物治疗旨在通过调节心脏功能、缓解心律失常等手段来缓解症状；非药物治疗则包括心理治疗、生活方式调整等，旨在改善患者的生活质量。

2. 中医治疗

中医治疗注重整体调理，通过辨证施治，采用中药、针灸、推拿等方法，达到补益心气、养血安神、调和阴阳的目的。具体而言，中医治疗心悸时，会根据患者的不同体质和症状，选择相应的中药方剂，如归脾汤、天王补心丹等，以补益心脾、养心安神。同时，针灸治疗可选取心俞、神门、内关等穴位，以调节心气、镇静心神。推拿疗法则通过按摩心经、心包经等经络，以促进气血运行，缓解心慌、心悸等症状。

五、验案举例

张某，男，40 岁，佛山市中医院门诊患者。

【主诉】自觉心动过速、心慌 1 个月余。

【病史】患者近 1 个月来无明显诱因出现心动过速、悸动不安、心慌，伴有气短、乏力，无胸痛等不适，夜间睡眠不佳，多梦易醒，未经系统诊治。既往无高血压、糖尿病等慢性病史。2023 年 8 月 16 日来门诊就诊。

【辅助检查】心电图检查：心律失常。

【诊断】心律失常。

【四诊评估】

望诊：面色微白，神疲乏力，舌淡红，苔薄白。

闻诊：呼吸平稳，无特殊气味。

问诊：患者自述心动过速、悸动不安、心慌，活动后加重，气短乏力，夜间睡眠不佳。

切诊：脉细弱。

【辨证结果】心悸（心气不足证）。

【护理计划】

护理问题：心悸、心慌。

相关因素：心气不足，血行无力，心失所养。

施护原则：益气养心，安神定悸。

预期目标：治疗 1 次后心悸、心慌症状缓解，睡眠质量改善。

【施护措施】

1. 陶土平衡火罐疗法（心气不足型心悸）

以陶土平衡火罐疗法标准操作流程为基础，结合患者的体质特点和病情，在施罐过程中进行动态调整，以确保治疗的安全性和有效性。

重点施术区：背部全息反射区的心区、脾胃区、肾区。

重点施术穴位：厥阴俞、心俞、脾俞、胃俞、命门、肾俞。

辨证施术：根据虚实、阴阳的治疗原则，闪罐后采用平补平泻法在肾俞、命门、厥阴俞、心俞用温热的罐体揉按，以交通心肾、调和阴阳。采用复式补法在脾俞、胃俞、心俞推罐，轻推至皮肤潮红、出痧，以健脾运胃、益气补血、养心安神，促进卫气营血化生。

2. 护理宣教

（1）饮食指导：建议心气不足型心悸患者多食用具有补益气血作用的食物，如红枣、桂圆、枸杞、黄芪等。同时，保持饮食均衡，避免辛辣、油腻等刺激性食物，以免加重心脏负担。

（2）运动指导：根据患者自身情况选择适合的运动方式，如散步、打太极拳等，以增强体质，促进气血循环。避免剧烈运动和过度劳累，以免加重心悸、心慌症状。

（3）生活指导：保持规律的作息时间，早睡早起，避免熬夜和过度劳累。充足的睡眠有助于气血的恢复和心脏功能的调节。心悸、心慌往往与情绪波动有关，建议患者保持心情愉悦，避免过度焦虑或紧张。可以通过冥想、听音乐等方式放松心情，缓解压力。

【效果评价】

治疗后，患者诉当时心悸、心慌症状稍缓解，第 2 天明显改善，第 3 天后睡眠质量得到改善。

六、总结应用

佛山市中医院已使用陶土平衡火罐疗法治疗 10 例心悸患者，均取得明显效果，大多数患者在第 1 次治疗后症状缓解。对于心电图检查无明显异常的心悸，中医学认为其证型多属气血亏虚、脾胃不和、水气上冲等。本例患者心气不足，心血运行无力，导致出现心悸、失眠、疲乏等症状，若以罐法为泻法之理，此类患者则不宜使用罐法进行治疗。笔者认为陶土平衡火罐疗法有多种基础手法，选用偏补的罐法施于合适的经络穴位，配合患者的呼吸，也能实现补益效果。《内经》有言："邪之所凑，其气必虚。"患者正气不足，必然有外邪侵袭，只是尚未处于邪正交争状态，故没有相应邪实症状，适当在补益之中辅以疏泄，往往能避免闭门留邪。

第五节　顽固性头痛

头痛是临床上常见的症状之一，通常是指局限于头颅上半部，包括眉弓、耳轮上缘和枕外隆突连线以上部位的疼痛。顽固性头痛是指发病原因不明确、发病时间超过半年、每周发作 3 次以上、头痛性质多样的病症。

一、发病原因和机制

目前顽固性头痛的病因及发生机制尚不完全清楚，可能与遗传、内分泌和代谢、饮食、精神等因素有关。相关观点认为，本病是神经介质异常释放，引起头颅内、外血管功能紊乱，牵动头部血管壁内的神经末梢所致。还有观点认为，本病是因脑血管的舒张功能异常，加上某些体液物质暂时性改变，导致血管的异常痉挛或持续扩张而引发。

二、临床分类

头痛根据其成因主要分为原发性头痛和继发性头痛。其中原发性头痛不直接归因于特定的病因，亦可称作特发性头痛，包括偏头痛和顽固性头痛等常见类型。继发性头痛则由其他疾病引起，其病因可能包括多种颅内病变，如脑血管疾病、颅内感染、颅脑外伤，以及全身性疾病，如发热、内环境紊乱，还包括滥用精神活性药物等因素。

三、中医理论

中医学根据顽固性头痛的临床症状，将其归于"头痛"范畴。传统理论认为，头为"诸阳之会，清阳之府"，髓海之所在，五脏六腑之精华皆上注于头。当人体的正气不足、抵抗力下降时，六淫邪气乘机侵袭机体，阻遏清阳；或因内伤，脏腑功能失调，邪气稽留，以致气血逆乱，瘀血阻于经络，脑髓失养，引起头痛。

四、治疗原则

顽固性头痛的处理原则为对症处理和治疗并发症两方面。

1. 西医治疗

西医主要采用抗惊厥药物、抗抑郁药物、抗焦虑药物，以及肌肉松弛剂、麦角胺等药物进行治疗，但长期使用可能导致患者药物敏感性降低，引发一系列不良反应。对于原发性头痛的急性发作及无法立即纠正病因的继发性头痛，多采取止痛等对症治疗措施，以终止或减轻头痛症状，并针对头痛伴随的眩晕、呕吐等症状给予相应的对症治疗。对于病因明确的继发性头痛，多采取消除病因的措施，如针对颅内感染进行抗感染治疗，颅内高压患者采取脱水降颅压等措施，颅内肿瘤则通过手术切除等方法处理。

2. 中医治疗

中医通过辨证论治，以补虚泻实、活血通络止痛为基本治法，采用中药、针灸、推拿等综合治疗，达到缓解头痛的目的。

五、验案举例

程某，女，63 岁，佛山市中医院住院患者。

【主诉】反复头痛头晕半年余。

【病史】患者半年前无明显诱因出现头痛头晕，以左额颞部、左眼眶周围为主，呈阵发性针刺样痛，每日发作 2～3 次，每次持续 2～4 小时，多在中午 12 点、夜间 0 点开始头痛，夜间为重，发作时伴有视物模糊，其间有双手麻木感，偶有双侧胁肋部隐痛不适，无昏迷、呕吐等不适。曾多次在外院门诊就诊，具体治疗不详。患者有胃炎、乳房肿物病史。

【辅助检查】颅脑 MR 检查：①双侧额叶脑白质高信号，Fazekas 1 级。②轻度脑萎缩。

颈椎 MR 检查：颈椎退行性改变，颈椎间盘变性，C3/C4～C6/C7 椎间盘局部向后突出。

B 超：肝内多发实性结节，胆囊壁多发息肉。

生化检查：总胆固醇 6.26mmol/L。

【诊断】顽固性头痛。

【四诊评估】

望诊：舌暗红，舌底瘀暗，苔薄黄，面色暗黄。

闻诊：无特殊。

问诊：患者自诉疼痛发作时手脚出冷汗，头晕，呈昏沉感，无旋转性，疼痛以左额颞部、左眼眶为主，呈针刺样痛，颈部酸胀痛，双手麻木感，双侧胁肋部隐痛，二便正常，夜眠差。目前处于焦虑状态。

切诊：局部无压痛，脉弦涩。

【辨证结果】头痛（瘀阻脑络证）。

【护理计划】

护理问题：头部反复疼痛。

相关因素：气滞血瘀，脉络瘀阻。

施护原则：疏经通络。

预期目标：治疗 3 次后头部疼痛缓解，头疼频率减少，VAS 评分下降。

【施护措施】

1. 刺络放血

2024 年 6 月 13 日，患者入院后遵医嘱进行左侧太阳刺络放血，隔日 1 次，效果欠佳。6 月 16 日傍晚疼痛再次发作，患者左侧太阳及左颈阿是穴、关冲刺络放血（图 4-5-1），治疗后明显好转，但是病情仍反复，发作时间以中午 12 点及夜间 0 点左右为主。6 月 17 日，医护一体化查房、病例讨论后调整治疗方案，采用陶土平衡火罐治疗，停用刺络放血。

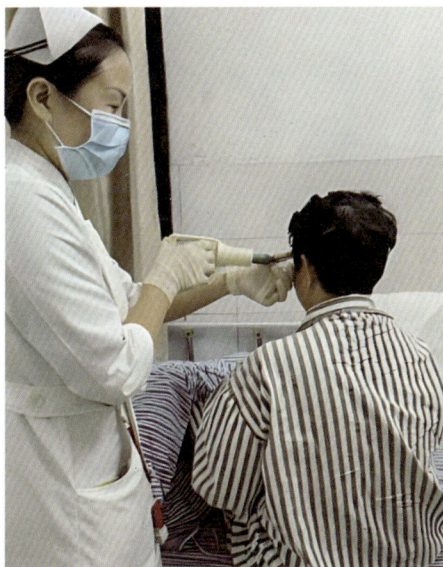

（A）太阳刺络放血　　　　　　　（B）关冲刺络放血

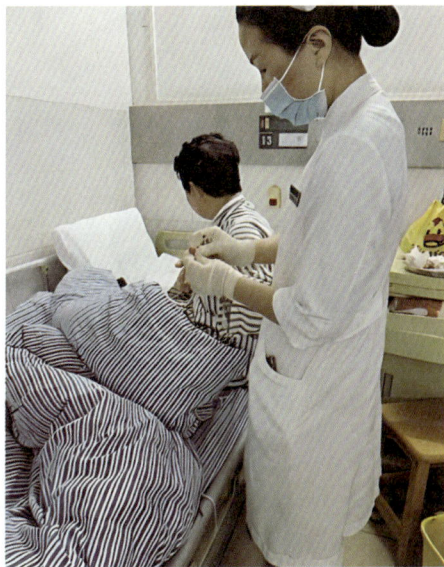

图 4-5-1　刺络放血

2. 陶土平衡火罐疗法（瘀阻脑络型头痛）

以陶土平衡火罐疗法标准操作流程为基础，采用经络诊察法对患者进行治疗。患者左侧颈肩少阳经络处肌肉僵硬，经络痹阻不通；背部膀胱经肝胆放射区及腋下可触及多个筋结点，经辨证患者病位在少阳经及太阳经。

重点施术区：背部全息反射区的肝胆区，腋下"柴胡三线"（腋前线、腋中线、腋后线），左侧颈肩少阳经络处肌肉。

重点施术穴位：大椎、风门、肩井、天宗、肝俞、胆俞。

辨证施术：根据虚实、阴阳的治疗原则，推罐时采用复式补泻手法，将背部全息反射区的肝胆区、腋下"柴胡三线"（腋前线、腋中线、腋后线）、左侧颈肩部少阳经络处肌肉重推至痧出透，颈部胸锁乳突肌及斜方肌肌肉僵硬部位采用捻转泻法加强疗效，以调理全身脏腑、疏通经络、疏肝理气，促进机体阴阳平衡。治疗频率为 3 天 1 次，住院期间总共治疗 3 次。

施罐过程见图 4-5-2。

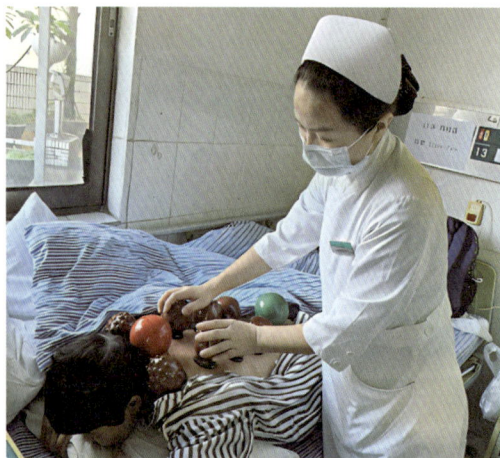 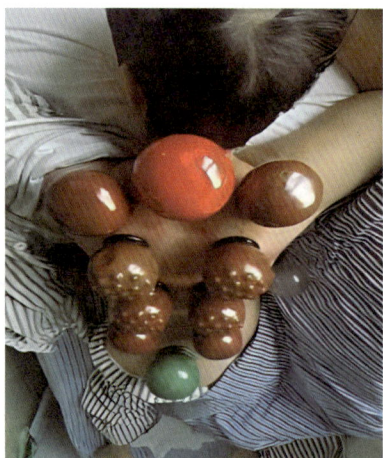

（A）吸罐　　　　　　　　　　　　　　（B）留罐

图 4-5-2　施罐过程

3. 护理宣教

（1）饮食指导：患者应低盐低脂饮食，忌食肥甘厚腻之品。饮食可选活血通络、疏肝理气之品，如玫瑰花、郁金花、合欢花等代茶饮，天麻川芎瘦肉汤等。

（2）康复指导：梳理头部双侧少阳经、拍打八虚，每日 3 次，每次 5～10 分钟。

（3）生活指导：劳逸结合，注意休息。保持心情舒畅，避免七情内伤，可多听舒缓音乐，告知其家属多陪伴，给予心理支持。

【效果评价】

治疗前：患者 VAS 疼痛评分 8 分；焦虑量自评量表评分 61 分。

治疗 3 次后：患者 VAS 疼痛评分 1 分；焦虑量自评量表评分 52 分。

治疗前后患者舌象见图 4-5-3。

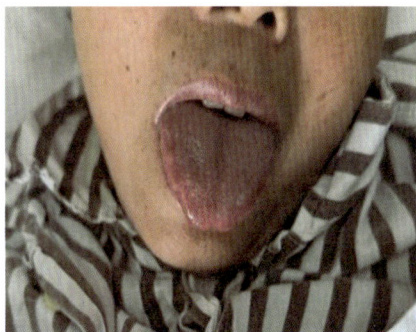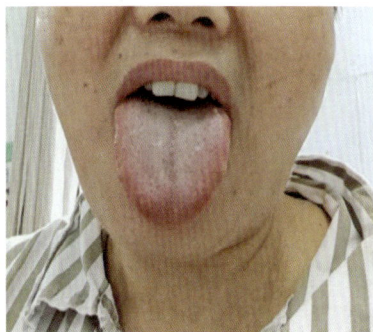

（A）治疗前　　　　　　　　　　　　　　（B）治疗后

图 4-5-3　治疗前后舌象

六、总结应用

顽固性头痛患者反复头痛，迁延不愈，或经多次治疗无效，在治疗时应当注意整体原则。久病之后，邪气瘀阻经络，往往引起其他部位的不适，因此治疗重点在于全身气机的通调、经络的通畅、脏腑阴阳的和谐。

整体与局部辨证：患者入院时头痛发作，予刺络放血后症状有所减轻，但不能根治，症状反反复复，这提示在阿是穴或局部治疗属于治标治急的权宜之计，未能充分辨证，认识患者全身气血失调、经络瘀阻的根本病机。虽然该病与少阳经瘀滞相关，选择关冲及太阳进行刺络放血，但放血疗法不能从整体上通畅整条经络及相连的经脉，故症状虽有好转而不能痊愈。调整治疗方案后，加用陶土平衡火罐疗法，达到疏通全身经络、行气活血之功效，治疗后患者症状明显减轻，且未出现反复发作。因此在实施过程中应密切关注整体与局部的辨证及其治疗的优缺点。

　　经络辨证：患者反复偏头痛半年余，其发病部位在经络循行区域属于足太阳膀胱经和手少阳三焦经、足少阳胆经所过之处，其病机乃为气血不通，脉络阻滞。因此陶土平衡火罐疗法主要干预这三条经络，通过经络辨证，使瘀血得以外泄，经络得以顺畅，气血得以通行，则头痛得以解除，所谓"菀陈则除之"。

第五章 其他疾病

在本章中，我们将重点探讨外科疾病、皮肤疾病、妇科疾病及复合疾病的治疗。我们将特别关注那些在临床实践中显得尤为棘手的疾病，这些疾病常常反复发作，迁延不愈，常规的治疗方案难以取得理想的疗效。因此，在这一章中，我们将更多地展示陶土平衡火罐疗法在各类疾病中的综合运用情况。通过实际案例和临床经验的分享，我们可以看到陶土平衡火罐疗法在治疗这些疾病时取得的显著效果，为临床医生提供一种新的治疗思路和方法。

第一节 慢性伤口

慢性伤口是指经过一定时间后仍未愈合的伤口。这类伤口通常因长期不愈合而导致周围组织损伤、感染甚至坏死。

一、发病原因和机制

慢性伤口的发病情况因个体差异和病因不同而有所区别。一些常见原因包括糖尿病、静脉曲张、血管病变、营养不良、压力性溃疡等。此外，年龄、遗传因素及不良生活习惯等也可能影响慢性伤口的发病率。

二、临床分类

伤口周边的皮肤及组织可能因长期未能愈合而遭受损害。依据伤口愈合所需时间的长短，可将伤口分为急性伤口与慢性伤口；根据伤口及其软组织的解剖深度，可划分为浅表伤、半层伤及全层伤；依据受伤原因，可分为机械性或创伤性伤口、热损伤和化学性损伤伤口、溃疡性伤口、放射性损伤伤口；根据伤口的颜色，可将伤口分类为红色、黄色、黑色及混合色伤口。慢性伤口指各种原因形成的长期不愈合创面，如静脉性溃疡、动脉性溃疡、压力性溃疡（压疮）、糖尿病性溃疡、神经病变性溃疡及癌性溃疡等。

三、中医理论

在中医学中，慢性伤口通常被归为"疮疡""痈疽"范畴，其发病与脾胃亏虚、气血不和、脏腑功能失调及外感邪毒等因素有关。疾病早期，邪毒壅遏肌表，耗伤肌表正气，故可见局部的红胀、肤温升高、肿胀疼痛，甚至化脓；中期由于正气不足，尤其是邪毒进一步侵入肌肉，毒热积聚，热盛肉腐，故可见局部肌肉化脓渗液、肌肉腐败等；后期由于脏腑功能失调，尤其是脾胃亏虚，气血生化不足，祛邪无力，且不能濡养肌肉，故见局部筋肉腐败，深至骨质，周围肌肉萎缩，并伴有食欲不振等症状。

四、治疗原则

慢性伤口的处理原则为对症治疗、促进伤口愈合及防治并发症。

1. 西医治疗

西医在处理慢性伤口时采取的策略主要包括以下几点：①感染控制：通过使用抗生素等药物来治疗感染。②清创术：通过清除伤口表面的坏死组织和分泌物促进新肉芽组织的生长。③局部应用药物：如应用生长因子、外用抗生素等促进伤口的愈合。④营养补给：提供充足的营养支持，以改善患者的全身健康状况。

2. 中医治疗

中医在治疗慢性伤口方面采取了多种方法，主要包括以下几种方式：①口服中药：依据辨证施治的原则，为患者提供中药汤剂或成品药物，以调整脏腑功能，增进气血的和谐。②外用中药：挑选具有活血化瘀、清热解毒等功效的中药材，进行外敷或熏洗，有助于伤口的愈合。③针灸疗法：通过针刺特定穴位，调节气血运行，减轻疼痛。

五、验案举例

梁某，男，55 岁，佛山市中医院住院患者。

【**主诉**】左肱骨近端骨折并肩关节脱位术后 1 个月余，术口红肿渗液 5 天。

【**病史**】患者于 2024 年 1 月 15 日因车祸致左肩肿痛、活动受限，伤后外院住院治疗，拍片示左肱骨近端骨折。1 月 22 日行左肱骨近端骨折切开复位内固定、植骨术，1 月 27 日行左肩关节脱位手法复位术，1 月 28 日行左肩关节脱位切开复位内固定术，术后在当地医院门诊随诊。2 月 28 日患者出现左肩部术口红肿渗液，于 3 月 1 ～ 4 日再次于外院住院治疗，医生予硫酸阿米卡星注射液等抗感染治疗，症状未见明显好转，患者遂于 3 月 4 日转佛山市中医院骨科就诊。门诊拟以"左肱骨近端骨折并肩关节脱位术后感染"收入住院治疗。患者既往有右肾结石手术史。

【**专科检查**】左肩前区稍肿胀，未见畸形，局部轻压痛，未及骨擦感，左肩活动稍受限，指动、血运感觉未见异常。左上臂至左肩前缘见一长约 10cm 的缝合伤口，伤口下缘见一约 0.5cm 的窦口，少许淡黄色渗液。窦口 5 点钟方向 5cm 处见一约 0.5cm 的肉芽肿凸起。

【**辅助检查**】单核细胞绝对值 0.65×10^9/L，淋巴细胞百分比 14.72%，血小板体积分布宽度 0.411%，中性粒细胞绝对值 6.98×10^9/L。

【**诊断**】左肱骨近端骨折并肩关节脱位术后感染。

【**四诊评估**】

望诊：舌胖大，舌质淡白，苔白厚腻。左上臂肿胀，左上臂至左肩前缘见一约 10cm 的缝合伤口，伤口下缘见一约 0.5cm 的窦口，少许淡黄色渗液。窦口 5 点钟方向 5cm 处见一约 0.5cm 的肉芽肿凸起。

闻诊：左上臂伤口少许腥臭味。

问诊：患者自诉左上臂肿胀，疼痛不适，肩关节活动受限。纳食欠佳、睡眠一般，大小便正常。

切诊：左上臂皮下肤温增高，皮下有波动感，脉弦滑。

【辨证结果】附骨疽（湿热蕴结证兼有脾虚）。

【护理计划】

护理问题：皮肤完整性受损、左上臂疼痛。

相关因素：筋伤、络破、血溢，湿热阻遏，气机不畅、脉络不通。

施护原则：清热化湿，活血通络，消肿止痛。

预期目标：治疗 3 次后伤口渗液减少，窦口愈合。

【施护措施】

1. 陶土平衡火罐疗法（湿热蕴结型附骨疽）

以陶土平衡火罐标准操作流程为基础，结合患者的体质特点和病情，在施罐过程中进行动态调整，以确保治疗的安全性和有效性。该疗法每周 1 次，连续 3 周。

重点施术区：背部全息反射区的肺区、肝胆区、脾胃区及太阴脾经。

重点施术穴位：肺俞、脾俞、胃俞、胆俞、肝俞、膈俞、血海。

辨证施术：根据虚实、寒热的治疗原则，闪罐后先采用复式补法在脾俞、胃俞、膈俞等穴位用温热的罐底揉按，以健脾和胃、养血生肌。再进行推罐，采用复式泻法在肺俞、膈俞、胆俞、肝俞重推至皮肤潮红，使瘀出透，达到疏肝利胆、清热利湿、祛风活血的目的，以祛邪外出。最后采用复式泻法在血海轻推至皮肤红润，以活血祛瘀。

2. 皮肤完整性受损护理措施

在左上臂依次使用闪罐法、抖罐法、留罐法，予锐性清创方法清除凸起肉芽肿，然后用Ⅲ型安尔碘和盐水冲洗窦道，再予拔罐法（使用玻璃罐）通过负压吸出窦道深部渗液，最后使用佛山市中医院自制黄水外敷，采用创面周围向中间靠拢式包扎方法进行加压包扎（图 5-1-1）。每日 1 次，治疗 3 天。

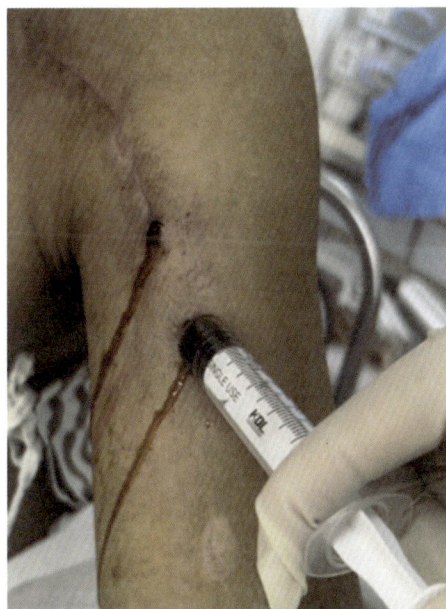

（A）冲洗窦道

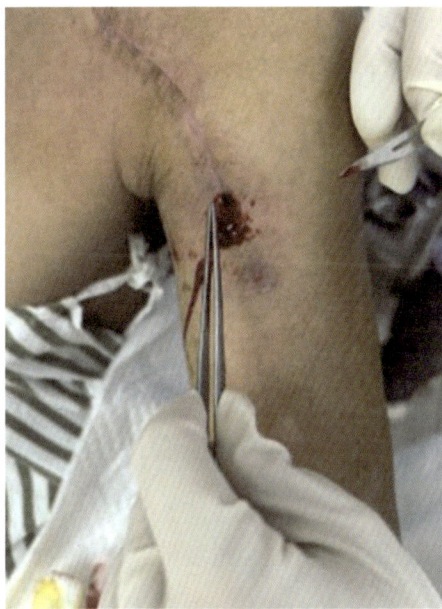

（B）清创

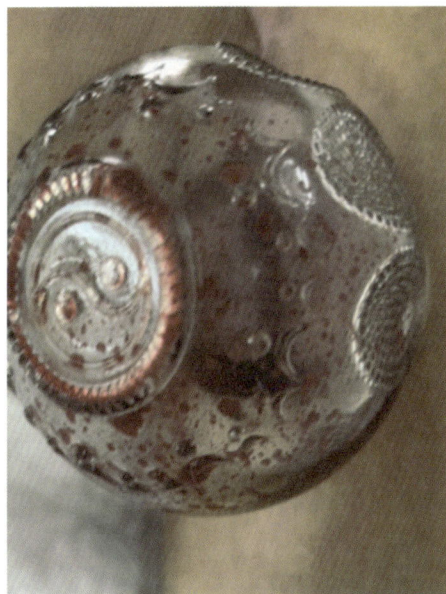

（C）留罐

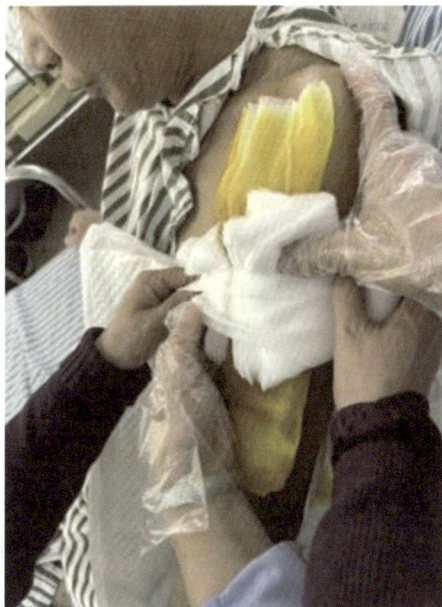

（D）包扎

图 5-1-1　治疗过程图

3. 左上臂疼痛的护理措施

（1）按骨科常规给予伤口消毒后，使用佛山市中医院自制黄水外敷，每天1次，共6天。

（2）隔姜艾灸神阙共3次，每天1次。

4. 护理宣教

（1）**饮食指导**：忌食生冷寒凉食物，多食用具有活血化瘀、清热健脾祛湿功效的食物，如薏米赤小豆煲瘦肉汤，以及红枣、山楂、山药、薏米等。

（2）**生活指导**：强调保暖的重要性，尤其是受伤部位，避免受凉导致血液循环不畅，影响恢复。保持室内空气流通，减少细菌滋生，有利于伤口愈合。提醒患者注意个人卫生，保持伤口周围皮肤清洁干燥，防止感染。强调充足休息的重要性，避免过度劳累，以免加重身体负担，影响康复进程。

（3）**功能锻炼**：在医生指导下，进行适度的功能锻炼，如肩关节的屈伸运动，以促进血液循环，防止肌肉萎缩和关节僵硬。

（4）**运动指导**：鼓励患者进行散步、打太极拳等低强度运动，增强体质，提高抗病能力。但需注意运动量和运动强度，避免过度运动导致伤口裂开或疼痛加剧。提醒患者在运动过程中，注意保护受伤部位，避免再次受伤。

【效果评价】

治疗前：患者VAS疼痛评分5分。伤口渗液量中量。

治疗前伤口评估三角：①伤口床窦口外观100%黄色组织覆盖，中量黄色渗出液，有感染征象。②伤口边缘5点钟方向4cm左右潜行。③伤口周围皮肤8cm×5cm潮红。

治疗3次后：患者VAS疼痛评分2分。挤压窦口后可出少量渗液。

治疗3次后伤口评估三角：①伤口床窦口外观100%红色，外观无渗出液，无感染征象。②伤口边缘5点钟方向潜行缩短。③伤口周围皮肤潮红减退。

治疗前与治疗3次后患者伤口情况对比见图5-1-2。

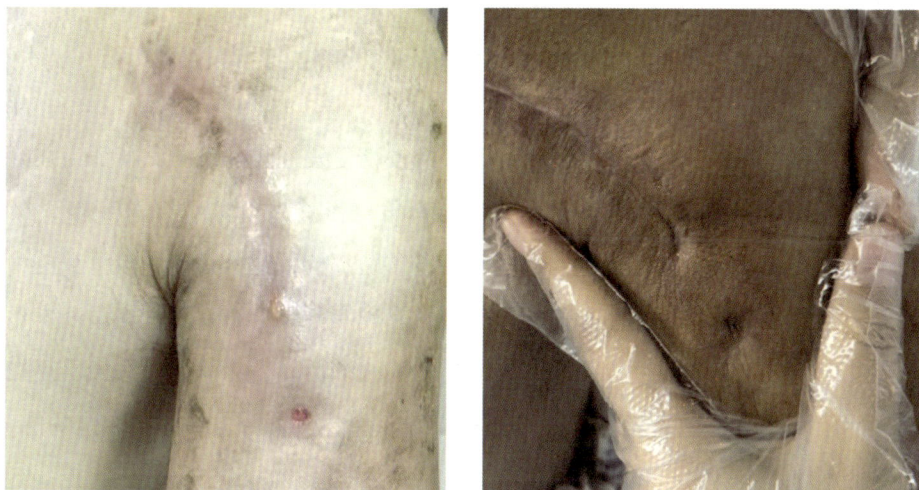

（A）治疗前　　　　　　　　　　（B）治疗 3 次后

图 5-1-2　治疗前与治疗 3 次后伤口情况对比图

六、总结应用

佛山市中医院已使用陶土平衡火罐疗法治疗 30 余例慢性伤口患者，创面均 2～3 周愈合。慢性伤口多因外伤致筋肉损坏，气血耗损，或术后细菌、病毒感染，日久毒热炽盛，热盛肉腐，肉腐化脓，故伤口不愈合，肢冷胀痛。笔者认为，治疗慢性伤口感染需要遵循清创原则，将坏死组织清理干净；对于不同时期的伤口，分别选择佛山市中医院院内制剂黄油纱、玉红纱、黄水纱覆盖创面，既能吸收组织的渗出物，还能为软组织的生长创造一个稳定环境。基于脾主四肢肌肉、肺主皮毛的观点，该类型患者通常病程较长，多处于痈疽中后期。此时患者脾胃亏虚，不能托毒排脓，以致邪毒深达筋骨。因此，运用陶土罐治疗，可加速气血流通，促进软组织生长；使用玻璃罐（避免污染陶土罐）可在伤口处吸出伏藏的瘀毒；配合食疗方调养脾胃，取其培土生金，拔毒生肌之意。

第二节　掌跖脓疱病

掌跖脓疱病是一种局限于手掌和足底的慢性复发性皮肤病，其特征为在红斑基础上周期性出现无菌性小脓疱，并伴有角化和鳞屑。该病多发于 50 ～ 60 岁人群，女性发病率高于男性。病变好发于掌跖部位，尤其是足底较手掌更为常见，手指受累较少。掌跖部位的损害通常呈现对称性分布。其基本病理变化是在红斑基础上形成小而深的脓疱，或初始为水疱后转变为脓疱。病情反复发作，症状时轻时重，患者常伴有不同程度的瘙痒感，有时皮损处会有烧灼感，但一般不伴随全身症状。

一、发病原因和机制

掌跖脓疱病的确切原因尚不清楚，或与银屑病有联系，但并非所有患者都有银屑病的特征。该病通常没有明显的触发因素，但感染，特别是扁桃体炎，可能与病情有关。一些患者在使用抗生素或切除扁桃体后症状有所改善。免疫系统的变化，如免疫球蛋白（IgG）抗体和补体 C3 水平的升高，以及中性粒细胞趋化性的增加，可能与本病有关。此外，锂治疗、对某些金属元素的过敏反应，以及吸烟，都可能与掌跖脓疱病的发展有关。

二、临床分类

在临床中，掌跖脓疱病分为掌跖脓疱型银屑病和脓疱性细菌疹两种类型。前者通常被认为是局限性脓疱性银屑病的一种表现形式，以手掌和足底的脓疱为特征，常见于手掌的大小鱼际肌和足底的弓形区域。病变有时会扩散至指（趾）的背面，起始时表现为对称性红斑，随后迅速形成多个无菌性小脓疱，这些脓疱不凸出于皮肤表面，而是位于表皮内，逐渐扩大并相互融合。在一周至两周内，这些脓疱会干涸并结痂，痂皮脱落后留下小鳞屑，但随后又会有新的脓疱出现，形成反复发作的循环。至于后者，即脓疱性细菌疹，其损害通常首先出现在手掌或足底中央，随后蔓延至整个手掌和足底，有时也会扩散到手足的侧面。脓疱性细菌疹起始时为水疱，迅速转变为不含细菌的脓疱，几天后脓疱干涸并结痂，形成棕色鳞屑，鳞屑脱落后，新的脓疱又会出现，持续多年，反复发作。掌跖皮肤可能会发红、增厚，并伴有鳞屑。部分患者可能会经历局部瘙痒和疼痛，但脓疱细菌培养结果为阴性。

三、中医理论

在中医学中，根据其症状表现，掌跖脓疱病属于"瘑疮"等范畴。中医学对于本病的认识最早可以追溯到东晋葛洪所著的《肘后备急方》，其有云："腰脚已下名为瘑，此皆有虫食之，虫死即瘥。"又言："瘑疮常对在两脚。"早期对于本病的认识只是停留在了虫邪侵扰为患。隋代巢元方所著的《诸病源候论》述："瘑疮者，有肤腠虚，风湿之气，折于血气，结聚所生。"这则是提出该病为虚实夹杂之证，气血亏虚而肌腠受风湿邪气。目前，临床多认为风湿邪气属于标实之因，脾虚多属于本虚之因。

四、治疗原则

掌跖脓疱病的处理原则为对症治疗及防治并发症。

1. 西医治疗

西医治疗主要包括局部用药和全身治疗两种方法。局部用药方面，常用糖皮质激素、免疫抑制剂等外用药物进行抗炎止痒治疗。全身治疗方面，可根据病情选用抗组胺药、抗生素等药物进行口服或注射治疗。

2. 中医治疗

中医治疗主要采用辨证论治的方法，包括中药内服和外治两种手段。中药内服方面，根据患者的体质和病情，选用具有清热利湿、养血润燥、健脾除湿等功效的方剂进行治疗。外治方面，可选用具有清热解毒、燥湿止痒功效的中药进行湿敷、熏洗等。

五、验案举例

陈某，女，26 岁，佛山市中医院门诊患者。

【主诉】手足瘙痒见疱疹 2 年，复发加重 1 个月。

【病史】患者 2 年前无明显诱因出现手足瘙痒不适，见散在小疱疹，发病后于多家医院就诊，具体诊治不详，效果均不佳，症状反复不愈。2023 年 3 月 25 日经朋友介绍于佛山市中医院门诊就诊。

【辅助检查】2023 年 3 月 25 日取左手掌、足底渗液及部分皮屑组织检查，结果为无真菌感染。

【诊断】掌跖脓疱病。

【四诊评估】

望诊：焦虑面容，面色㿠白。左足外缘及足底部、左手掌见散在性水疱。舌淡，苔湿滑（图 5-2-1）。

闻诊：患者口气无明显异味，呼吸平稳。

问诊：患者自诉手足瘙痒不适，纳呆、便溏 3 天。

切诊：手足部水疱轻挤压有稀薄渗液，部分伴有角化、脱屑，局部瘙痒，活动伴牵拉痛。

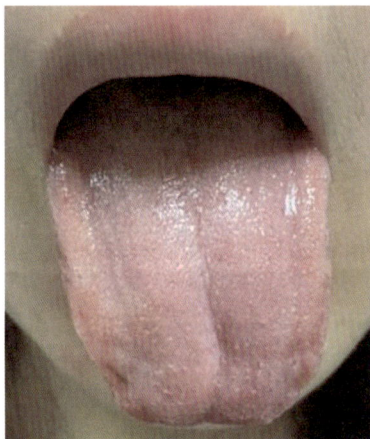

图 5-2-1　舌象图

【辨证结果】痏疮（脾虚湿蕴证）。

【护理计划】

护理问题：手足瘙痒伴疱疹。

相关因素：脾虚湿蕴，气血不畅，湿毒郁于肌表。

施护原则：健脾祛湿。

预期目标：治疗 3 次后手足瘙痒减轻，疱疹减少。

【施护措施】

1. 陶土平衡火罐疗法（脾虚湿蕴型痤疮）

以陶土平衡火罐标准操作流程为基础，结合患者的体质特点和病情，在施罐过程中进行动态调整，以确保治疗的安全性和有效性。该疗法每周1次，连续3周。

重点施术区：背部全息反射区的肺区、脾胃区及足太阴脾经。

重点施术穴位：肺俞、脾俞、胃俞、膈俞、足三里、丰隆、三阴交、血海。

辨证施术：根据表里、虚实的治疗原则，闪罐后采用复式补法在脾俞、胃俞、膈俞等穴位用温热的罐底揉按，以健脾益胃。推罐时采用复式泻法在肺俞、膈俞、血海重推至皮肤潮红，使痧出透，达到祛风活血的目的，即所谓治风先治血，以祛邪外出。最后采用复式补法在足三里、丰隆、三阴交轻推至皮肤红润，以健脾祛湿化痰。

背部留罐部位及罐印见图5-2-2。

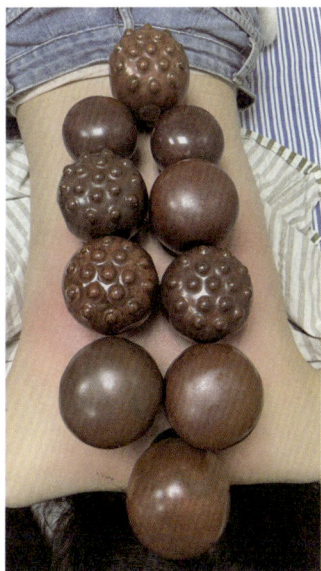
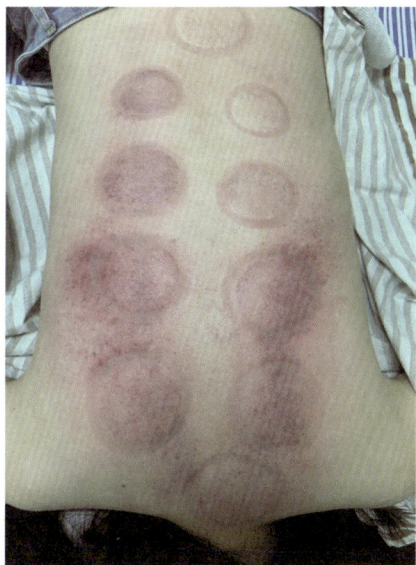

（A）留罐　　　　　　　　　　（B）罐印

图 5-2-2　留罐图及罐印图

2. 护理宣教

（1）脐疗护理：每晚睡前使用健脾益气脐疗粉贴敷神阙、肓俞6～8小时。

（2）饮食指导：忌辛辣油腻食物，宜清淡饮食。

（3）药膳处方：木棉花30g，白术20g，薏苡仁30g，甘草5g，薄荷5g（后下），塘鲺鱼1条（约250g）。1500mL温水浸泡20分钟，武火煮开，文火煮30分钟即可。温服，每天1次，连续7天。

（4）生活指导：每天用3%硼酸洗液湿敷患处30分钟，保持皮肤清洁、干爽，穿透气的鞋和袜子，鞋垫每天清洁更换。

【效果评价】

治疗1次后：手足脓疱有所好转，瘙痒较前减轻，皮肤没有新生水疱。

治疗2次后：手足局部皮肤已结痂，无新生水疱。

治疗3次后：手足脓疱完全消失，皮肤潮红。

治疗前后手足部效果对比见图5-2-3。

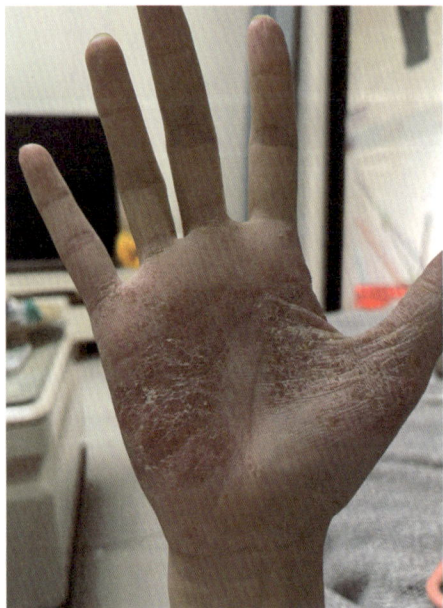 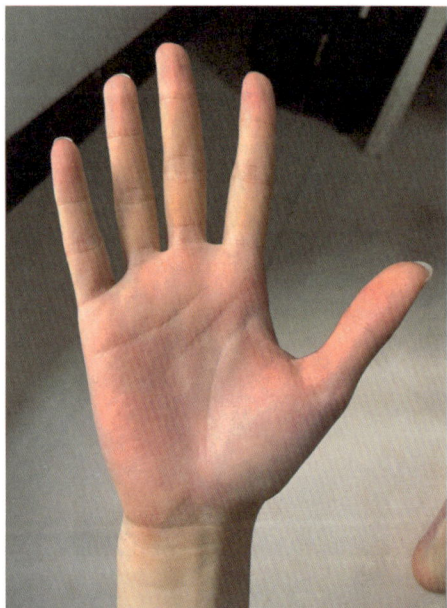

（A）治疗前手部　　　　　　　　（B）治疗后手部

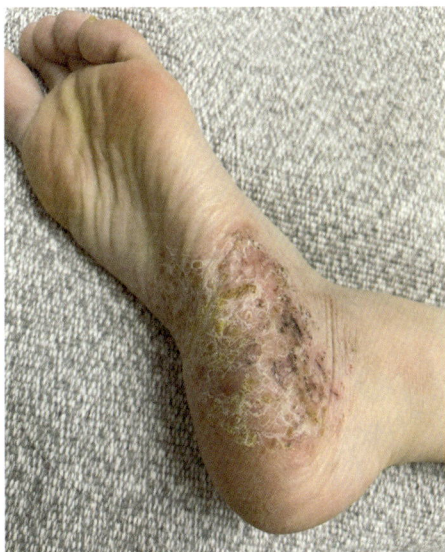

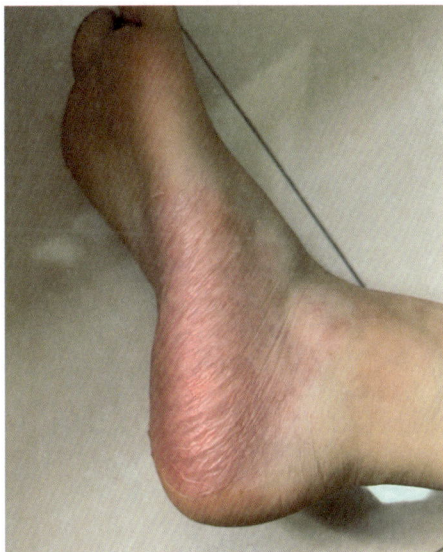

（C）治疗前足部　　　　　　　　（D）治疗后足部

图 5-2-3　治疗前后效果对比图

六、总结应用

佛山市中医院已使用陶土平衡火罐疗法治疗 20 余例疱疹类疾病患者，此案例为典型个案。掌跖脓疱病的发病部位在掌跖部，属于四肢末端，而脾主四肢肌肉，故其病位在脾。从本病基本的临床表现来看，脓疱、水疱、渗液、红斑、瘙痒、疼痛等溯其源流，皆因脾虚而得。红斑为有热，渗液为湿邪为患，水疱多为湿毒，脓疱多属毒热。湿热相搏于肌肤，发为瘙痒，风性走窜亦作痒。因此在治疗过程中，健脾除湿为关键治法，兼以祛风泄热解毒。陶土平衡火罐疗法可疏经通络、透湿止痒，脐疗粉有补中益气、健脾化湿之功效。笔者根据古代医家经验，遵循"培土制水""治风先治血，血行风自灭"的原则，运用陶土平衡火罐疗法在肺俞、脾俞、膈俞、血海重点操作，培土制水以利湿，祛风活血，祛邪外出。湿性黏腻在内，故同时在三阴交、足三里、丰隆等脾胃经穴推罐出痧，以健脾益胃、祛痰化湿。若患者瘀滞严重，需配合刮痧曲池、血海等穴推动气血运行。疱疹发生期间，由于外观不雅及瘙痒症状，往往导致患者心情抑郁，因此适当使用健脾益气脐疗粉贴敷神阙、肓俞，以养心安神。

第三节　痤疮

痤疮，俗称"青春痘"，是一种常见的皮肤炎症，主要由毛囊皮脂腺单位的慢性炎症性皮肤病引起。痤疮可由多种因素引起，如年龄、性别、遗传、生活习惯等。青春期是痤疮发病的高峰期，此时体内激素水平变化较大，皮脂分泌旺盛。此外，精神压力大，或不良的生活习惯，如饮食不规律、熬夜等，也可能诱发或加重痤疮。

一、发病原因和机制

痤疮是一种多因素的疾病，主要有 4 种原因：雄激素水平异常、皮脂大量分泌、毛囊周围细胞角化异常和炎症反应（主要由痤疮丙酸杆菌引起）。除这 4 大主要原因外，遗传、心理压力、免疫等因素也会影响痤疮的发病或者加重病情。

二、临床分类

痤疮可根据其严重程度、患者年龄及身体状况等因素被划分为寻常痤疮、聚合性痤疮、暴发性痤疮及药物性痤疮等。最为普遍的是寻常痤疮，即通常所称的痤疮。该类型主要发生在年轻人中，俗称青春痘。其中聚合性痤疮是较为复杂的类型，其特征为同时出现严重的结节、囊肿、窦道及瘢痕；暴发性痤疮则指少数患者的病情突然加剧，并伴随发热、关节痛、贫血等症状；药物性痤疮是由雄激素、糖皮质激素等药物引起的痤疮样皮肤损害；此外，尚有婴儿痤疮、月经前痤疮等其他类型。

三、中医理论

中医学将痤疮归属于"疮疡""痤痱"一类疾病，认为该病主要与湿热内蕴等因素有关。鼻属肺，胸背部与肺经循行相关，本病常由肺经风热阻于肌肤所致；或因过食肥甘、油腻、辛辣食物，脾胃蕴热，湿热内生，熏蒸于面而成；或因青春之体，血气方刚，阳热上升，与风寒相搏，郁阻肌肤所致。根据临床表现和病因，中医将痤疮分为多种类型，如肺经风热型、湿热蕴结型、血瘀痰凝型等。

四、治疗原则

痤疮的处理原则为消除病因、对症治疗及防治并发症。

1. 西医治疗

在西医学中，治疗痤疮的方法主要包括外用药物、口服药物及物理治疗等。外用药物，如维 A 酸类和过氧化苯甲酰，主要作用是改善皮肤表层的状况；口服药物，如抗生素和维 A 酸，主要功能在于控制炎症反应和调节皮脂的分泌；而物理治疗，包括激光和光动力疗法等，用于改善痤疮留下的瘢痕和解决色素沉着问题。

2. 中医治疗

中医在治疗痤疮方面强调个性化治疗和辨证施治的原则，根据患者的体质和病情差异，选用中药汤剂、针灸、拔罐等多种疗法。

五、验案举例

周某，男，32 岁，佛山市中医院门诊患者。

【主诉】面部及背部痤疮半年余。

【病史】患者半年前无明显诱因出现面部及背部散在痤疮，伴油腻性皮肤、口苦、舌苔黄腻等症状，未经系统诊治。

【诊断】痤疮。

【四诊评估】

望诊：面色萎黄，面部及背部见散在痤疮、红肿，伴油腻性皮肤。淡红舌，苔黄腻。

闻诊：声音略显低沉。

问诊：平素口干、口苦，不喜饮水，胃纳欠佳，夜寐不宁。大便稀溏，小便黄。

切诊：痤疮局部肤温不高。脉濡数。

【辨证结果】痤疮（湿热内蕴证）。

【护理计划】

护理问题：面部及背部痤疮反复发作。

相关因素：湿热内蕴，皮脂分泌旺盛。

施护原则：清热利湿，健脾和胃。

预期目标：治疗3次后减少痤疮的发作频率，改善面部及背部皮肤状况。

【施护措施】

1. 陶土平衡火罐疗法（湿热内蕴型痤疮）

以陶土平衡火罐标准操作流程为基础，结合患者的体质特点和病情，在施罐过程中进行动态调整，以确保治疗的安全性和有效性。治疗每周1次，连续3次。

重点施术区：背部全息反射区的肺区、脾胃区及足太阴脾经。

重点施术穴位：大椎、肺俞、陶道、大杼、脾俞、胃俞、血海。

辨证施术：根据表里、虚实、寒热的治疗原则，闪罐后采用复式补法在脾俞、胃俞用温热的罐底揉按，以健脾益胃、燥湿止痒。推罐时采用复式泻法在大椎、肺俞、陶道、大杼、血海重推至皮肤潮红，使痧出透（图5-3-1），再配合血海、肺俞刺络放血，以祛风活血，解表清热。

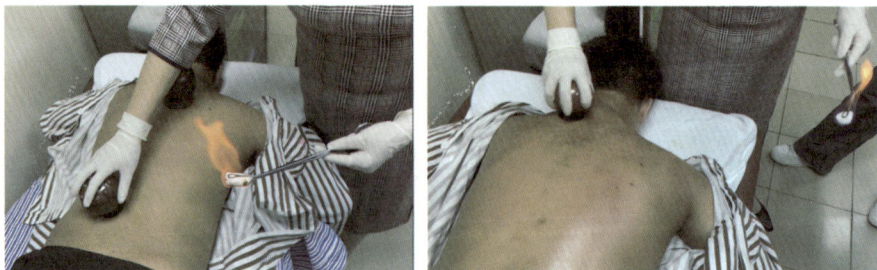

（A）闪罐　　　　　　　　　　　（B）推罐

图 5-3-1　施罐图

2. 护理宣教

（1）脐疗护理：健脾益气脐粉贴敷神阙，温阳健脾，益气化湿，从内而外调理体质。

（2）饮食指导：患者忌食生冷寒凉食物，以食用清热凉血之品为宜，如山药薏米瘦肉粥、木棉花茯苓生地塘鲺汤等。

（3）生活指导：劳逸结合，勿熬夜，早睡早起。注意避风寒。

【效果评价】

使用陶土平衡火罐治疗 3 次后，痤疮无反复，痤疮收敛干结（图 5-3-2）。

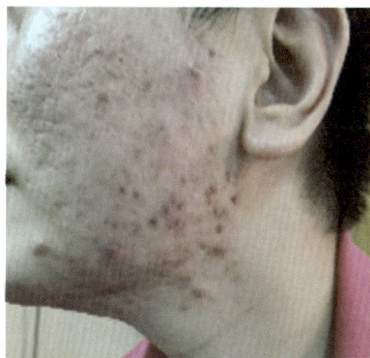 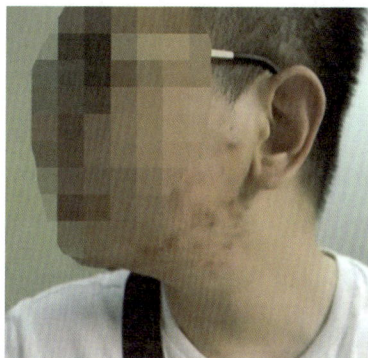

（A）治疗前　　　　　　　　　　（B）治疗后

图 5-3-2　治疗前后效果对比图

六、总结应用

佛山市中医院已使用陶土平衡火罐疗法治疗超过 50 例痤疮患者，均取得良好效果，大多数患者第 1 次治疗后反馈脸部油脂减少。这一类患者多处于青春发育期，内分泌旺盛，油脂分泌过多，容易堵塞毛孔，引发痤疮。短期使用激素类药物、消炎药能取得效果，但由于现代社会工作、学习压力较大，加之熬夜等不良习惯等原因，使得该病复发率较高。笔者认为这类疾病与疱疹类疾病在中医病因病机上类似，即平素多有脾虚，因湿热蕴结而发病。因为蕴热，故背部油脂分泌旺盛；湿邪黏腻，故油脂拥堵毛孔而成痤疮。运用陶土平衡火罐疗法以疏通经络和皮肤腠理，既能排出湿热邪气，又能使皮肤毛囊不容易被油脂堵塞；再通过脐疗粉穴位贴敷及食疗法健脾益胃，调理脾胃加以巩固；必要时配合中药洗脸湿敷，使痤疮不易复发。

第四节　月经不调

月经不调，又称月经失调，是指女性月经周期、经量、经期等出现异常，与正常生理规律不符的一种病症。本病发病相当普遍，几乎每位女性都可能遭遇这一问题。其发病率因年龄、生活习惯、环境因素等而异，本病尤其在青春期、育龄期及更年期的女性中更为常见。

一、发病原因和机制

情绪异常，如长期的精神压抑、精神紧张或遭受重大精神刺激，可导致月经不调或痛经、闭经。女性经期受寒冷刺激，会使盆腔内的血管过分收缩，可引起月经过少甚至闭经。部分女性过度节食，由于机体能量摄入不足，造成体内大量脂肪和蛋白质被消耗，致使雌激素合成障碍，造成雌激素明显缺乏，影响月经来潮，甚至引起经量稀少或闭经。除此之外，香烟中的某些成分及酒精可能干扰与月经有关的生理过程，引起月经不调。

二、临床分类

月经不调根据症状表现可分为以下几点：①月经过少：是指月经期间出血量少于10mL，或者不足以浸透两层纸巾。②月经过多：表现为连续数月的月经出血量异常增多，且出血时间不规律。此外，无间歇性出血、性交后出血或月经血量的突然增加亦可视为月经过多的表现。③不规则子宫出血：包括月经出血量过多或持续时间过长，且常伴有子宫肌瘤、子宫内膜息肉、子宫内膜异位症等疾病。④闭经：是妇科疾病中常见的症状，多种原因均可导致闭经。闭经通常分为原发性闭经和继发性闭经两种。原发性闭经指的是超过18岁尚未出现初潮的情况；继发性闭经则指在月经初潮后，除怀孕和哺乳期外，在正常绝经前的任何时间月经停止超过 6 个月的情况。

三、中医理论

在中医学中，月经不调一般包括"月经先期""月经后期""月经过多"或"月经过少"等。本病在临床上往往不以一种症状单独出现，如月经过多常与月经先期并见，月经过少常与月经后期并见。月经不调被视为气血不和、脏腑功能失调的表现。中医学强调整体观念，认为月经不调的发生与肝、脾、肾等脏腑的功能关系密切。

四、治疗原则

月经不调的处理原则为对症治疗及防治并发症。

1. 西医治疗

在西医学中，月经不调的治疗主要依赖于药物疗法和手术疗法。药物疗法主要针对病因进行干预。例如，激素类药物可以调整内分泌系统，而止血类药物则用于控制月经出血过多等症状。对于由器质性病变引起的月经失调，如子宫肌瘤或多囊卵巢综合征等情况，可能需要采取手术治疗的方式。

2. 中医治疗

中医在治疗月经不调方面主要遵循辨证施治的原则，通过调整脏腑功能、调和气血、化瘀通络等方法恢复月经周期。常用的中医治疗手段包括中药内服、针灸、推拿等。

五、验案举例

邹某，女，35 岁，佛山市中医院门诊患者。

【主诉】月经不调 1 年余。

【病史】患者 1 年前因工作压力出现月经周期逐渐延长，由原先的 28～30 天延长至 40～50 天，且经量显著减少，经血颜色偏暗，夹有血块，无痛经。月经前乳房胀痛明显，情绪波动显著，易怒或抑郁，未经系统诊治。

【诊断】月经不调。

【四诊评估】

望诊：患者面色稍暗，舌色暗紫，苔薄白。

闻诊：呼吸平稳，无特殊气味。

问诊：患者自诉月经周期延长，经量减少，色暗有血块，经前乳房胀痛，情绪波动大，易怒或抑郁，月经前症状明显。食欲不佳，大便不畅，睡眠差。

切诊：脉弦细涩，腹部无压痛，乳房有轻度压痛。

【辨证结果】月经不调（肝郁血瘀证）。

【护理计划】

护理问题：月经周期不规律，经前乳房胀痛。

相关因素：肝郁气滞，血瘀胞宫。

施护原则：疏肝解郁、活血化瘀。

预期目标：治疗 3 次后月经周期逐渐恢复正常，乳房胀痛减轻或消失，经量增加，色红无血块。

【施护措施】

1. 陶土平衡火罐疗法（肝郁血瘀型月经不调）

以陶土平衡火罐标准操作流程为基础，结合患者的体质特点和病情，在施罐过程中进行动态调整，以确保治疗的安全性和有效性。治疗频率为每周 1 次，连续 3 次。月经期间不建议用本疗法。

重点施术区：背部全息反射区的肝胆区、肾区、脾胃区、生殖区及足太阴脾经。

重点施术穴位：肝俞、肾俞、期门、血海、脾俞、胃俞、三阴交、地机、八髎。

辨证施术：根据虚实、阴阳的治疗原则，闪罐后采用复式补法在肝俞、肾俞、脾俞、胃俞用温热的罐体揉按，以温补肝肾、健脾和胃，达到先天、后天精血齐补的目的。采用复式泻法在期门、血海推罐，重推至痧出透，以疏肝行气、活血化瘀。最后采用平补平泻法在三阴交、地机、八髎环形推罐至皮肤红润，出痧为度，以调理经血。

2. 护理宣教

（1）饮食指导：多食用具有疏肝解郁、活血化瘀作用的食物，如玫瑰花、山楂、红枣等。避免辛辣、生冷、油腻等刺激性食物。

（2）生活指导：指导患者学习自我调节情绪的方法，如深呼吸、冥想等，避免过度劳累，保持心情舒畅。保持规律的作息时间，避免熬夜。

（3）运动指导：适当进行户外活动，如散步、慢跑等，有助于增强体质，促进气血循环。

【效果评价】

经治疗，患者月经周期逐渐恢复正常，经量增加，色红无血块，乳房胀痛明显减轻，情绪稳定。

六、总结应用

佛山市中医院已使用陶土平衡火罐疗法治疗约 27 例月经不调患者。所有患者均进行疗效评价及平均 3 个月的随访，治疗效果明显。中医理论多认为女子月经与肝脾肾三脏及冲任脉有关，与阴血关系最为密切。笔者认为，对于月经不调这类疾病，在调养肝肾先天精血的基础上，往往需要结合脾胃两脏，因为脾为后天之本，是气血生化之源，月经变化往往提示气血的变化，叶桂"冲脉隶属于阳明"的观点与此类似。《百症赋》言："妇人月事常改，自有地机血海。"这更是证实了脾胃的重要性。因此临床上常在肝胆区、肾区、生殖区操作，以调理先天阴精；在脾胃区及脾经之地机、血海、三阴经等操作，以健脾和胃、调和气血；配合行气化瘀、祛瘀生新等治法，以保证经血的正常排出。

第五节　更年期综合征

更年期综合征，又称围绝经期综合征，是指妇女在绝经前后出现的一系列因性激素减少所致的躯体及精神心理症状。这一病症通常发生在 45 ～ 55 岁。

更年期是女性生命周期中的一个重要阶段，随着年龄的增长，卵巢功能逐渐衰退，雌激素水平下降，导致该阶段的女性身体和心理出现一系列变化。

一、发病原因和机制

西医的病理生理机制认为，卵巢功能衰退导致雌激素水平降低为更年期综合征的主要病因。根据绝经年龄不同，更年期综合征的症状与并发症逐步显现，如骨质疏松症、心脑血管疾病、焦虑抑郁等，严重影响患者生活质量，甚至危及生命。

二、临床分类

绝经可分为自然绝经和人工绝经。自然绝经即卵泡功能衰退导致月经永久性停止；人工绝经包括药物作用、射线照射或手术切除双侧卵巢。其中，人工绝经妇女更易出现更年期综合征的症状。更年期的确切时间因个体差异而略有不同，一般起始于40岁左右，即卵巢功能开始衰退的时间，至最后一次月经后约1年的时间。

三、中医理论

依据中医学理论，本病归类于"绝经前后诸证"及"脏躁"范畴。中医理论指出，绝经前后女性肾气衰弱、天癸枯竭，导致肾阴阳失衡，是引发绝经前后诸证的主要病理机制。肾阴阳失衡常波及其他脏腑，尤以心、肝、脾为甚。若肾阴亏虚，无法上济心火，则心火亢盛；肾阴不足，精亏无法化血，导致肝肾阴虚，肝失柔养，肝阳亢进；肾与脾相互依赖，肾阳虚弱，不能温煦脾阳，导致脾肾阳虚，水湿、痰浊、瘀血、气郁等兼夹证随之产生，从而形成复杂的病理机制和多样化的临床表现。

四、治疗原则

更年期综合征的处理原则为对症治疗、心理情绪疏导及防治并发症。

1. 西医治疗

在西医学中，治疗更年期综合征主要采用药物疗法与心理疏导相结合的策略。药物疗法如激素替代疗法（HRT），旨在缓解因雌激素水平下降所引发的不适症状。此外，针对具体症状，如失眠、心悸等，亦可采用特定药物进行针对性治疗。心理疏导方面，则涵盖心理咨询、心理治疗等手段，旨在协助患者调整心理状态，减轻焦虑、抑郁等情绪困扰。

2. 中医治疗

中医在治疗更年期综合征时，强调全面调理与个性化治疗方案。依据患者体质及症状的不同表现，中医会采取多种治疗手段，包括中药汤剂、针灸、推拿等。中药汤剂旨在调整肝肾、心脾等脏腑的功能，以改善更年期综合征的相关症状。

五、验案举例

杨某，女，52 岁，佛山市中医院门诊患者。

【**主诉**】月经失调伴心悸、潮热 1 年余。

【**病史**】患者既往月经规律，近 1 年无明显诱因逐渐出现月经周期延长，经量减少，时有停经现象，情绪不稳定易激动，常感潮热汗出，尤以夜间明显，影响睡眠质量。曾自行服用多种中药、西药治疗效果不明显，遂来就诊。

【**诊断**】更年期综合征。

【**四诊评估**】

望诊：面色潮红，舌红少苔，皮肤干燥。

闻诊：语声低微，无特殊气味。

问诊：患者自诉月经周期延长，经量减少，时有停经，潮热盗汗，失眠多梦，口干口苦，大便干结，小便短赤，情绪波动大。

切诊：脉细数。

【**辨证结果**】绝经前后诸证（阴虚火旺证）。

【护理计划】

护理问题：潮热、出汗、心悸、失眠、烦躁。

相关因素：肝肾阴虚，虚火上扰。

施护原则：滋阴降火。

预期目标：治疗 3 次后潮热、心悸等症状好转，睡眠质量提高。

【施护措施】

1. 陶土平衡火罐疗法（阴虚火旺型绝经前后诸证）

以陶土平衡火罐标准操作流程为基础，结合患者的体质特点和病情，在施罐过程中进行动态调整，以确保治疗的安全性和有效性。治疗每周 1 次，连续 3 次，月经期间不建议用本疗法。

重点施术区：背部全息反射区的心区、肝胆区、肾区、生殖区、脾胃区及足太阴脾经。

重点施术穴位：心俞、肝俞、肾俞、脾俞、胃俞、命门、血海、三阴交、八髎。

辨证施术：根据虚实、阴阳、寒热的治疗原则，背部闪罐后采用复式补法在肝俞、肾俞、命门、脾俞、胃俞用温热的罐体揉按，以滋养先天之肝肾精血，后天之脾胃气血。再采用平补平泻法在血海、八髎、三阴交轻推至皮肤红润，以调理冲任经血。最后用复式泻法在血海、心俞环形推罐至皮肤红润，以清热安神，调理精神状态。

2. 护理宣教

（1）饮食指导：建议患者多食用滋阴补肾的食物，如黑芝麻、枸杞、核桃、桑椹等，避免辛辣、燥热食物。

（2）生活指导：给予患者心理支持，缓解焦虑、抑郁等情绪。指导患者建立规律的作息时间，保证充足睡眠。

（3）运动指导：鼓励患者参与适当的体育锻炼，如散步、打太极拳等，以增强体质，调节内分泌。

【效果评价】

治疗 1 次后，患者诉潮热心悸、失眠烦躁等症状明显缓解，睡眠质量显著提高，情绪稳定。

六、总结应用

佛山市中医院已使用陶土平衡火罐疗法治疗约 30 例更年期综合征患者，均取得明显效果，治疗 3 次为 1 个疗程，大多数患者在第 1 次治疗后睡眠改善，焦虑情绪缓解，3 次治疗后能改善下一次月经表现。中医认为此类疾病往往以后天脾胃为基础，涉及心、肝等两脏，总体以本虚标实为主。笔者认为更年期综合征不仅包括脾胃不足这一病机，还包括阴阳气血的紊乱及工作压力的综合影响。陶土平衡火罐疗法不仅能调理内在脏腑生理功能，还能推动经络气血运行、通畅气机。经陶土罐治疗后，患者往往身体舒畅，工作所带来的疲劳有所减轻，有利于治疗的延续。

第六节　失眠

失眠是一种常见的睡眠障碍，通常表现为难以入睡、睡眠浅、频繁醒来或早醒，导致患者白天感到疲劳、注意力不集中和情绪波动。本病的临床表现包括入睡困难、睡眠浅、夜间易醒和早醒等。此外，患者可能伴随有日间功能障碍，如疲劳、注意力不集中、记忆力减退和情绪波动等。长期失眠可能导致免疫系统功能下降、心血管疾病风险增加及精神、心理健康问题。

一、发病原因和机制

失眠的发病情况较为普遍，随着社会压力的增加和生活节奏的加快，失眠的患病率呈上升趋势。失眠的病因复杂多样，包括心理因素（如焦虑、抑郁等）、生理因素（如疼痛、药物不良反应等）、环境因素（如噪声、光线等）和生活习惯（如作息不规律、过度使用电子产品等）。

二、临床分类

失眠可依据其持续时间划分为短暂性失眠与慢性失眠两种类型。短暂性失眠的失眠持续时间通常不超过 3 个月，而慢性失眠则表现为失眠持续 3 个月以上。同时根据病因可分为原发性失眠和继发性失眠。原发性失眠往往缺乏明确的病因，或在排除可能导致失眠的其他因素后，症状依然存在。原发性失眠又包括心理生理性失眠、特发性失眠和主观性失眠 3 种形式。由于缺乏特异性诊断指标，原发性失眠的诊断主要依赖于排除其他可能的病因。当潜在的引起失眠的因素被排除或治疗后，若失眠症状仍然持续，则可诊断为原发性失眠。继发性失眠则涵盖了由身体疾病、精神障碍、药物滥用等因素引起的失眠，以及与睡眠呼吸障碍、睡眠运动障碍等相关的失眠情况。

三、中医理论

失眠在中医典籍中有"不寐""不得眠""不得卧""目不瞑"等称谓。关于失眠的认识，《内经》从阴阳失调、营卫失和、神失所养、经络系统运行、环境失常等方面进行了深入阐述。失眠患者病因多种多样，病机复杂，但总的来看，失眠最基本的病机为阳盛阴衰，阴阳失交，阴虚导致不能纳阳，或阳盛不入于阴，以致心神失养，或致心神不宁而影响睡眠。失眠的发生涉及五脏，以心最多，同时与胃、胆等脏腑相关。

四、治疗原则

失眠的处理原则为消除病因、对症治疗及防治并发症。

1. 西医治疗

在西医学中，失眠的治疗主要分为药物治疗与非药物治疗两大类。药物治疗主要采用镇静催眠类药物，然而，长期服用此类药物可能会引起药物依赖性及不良反应。非药物治疗则涵盖了认知行为疗法、光照疗法等多种方法，其目的在于优化患者的睡眠模式和心理状态。

2. 中医治疗

中医在治疗失眠方面，重视对患者整体状况的调养。治疗手段通常包括针灸、推拿和口服中药等，其目的在于调和人体的气血阴阳，安定心神。此外，中医还提倡调整生活作息和饮食习惯，从根本上治疗失眠。

五、验案举例

林某，女，69岁，佛山市中医院门诊患者。

【主诉】反复失眠2年余。

【病史】患者2年前无明显诱因出现失眠，入睡困难，醒后困倦，当时未经系统诊治。患者失眠反复不愈，近1周入睡时间在凌晨2点之后，多梦，醒后难入睡，遂来就诊。

【诊断】失眠。

【四诊评估】

望诊：舌淡红，两边红，舌苔中后部薄黄腻（图5-6-1），面色黄。

闻诊：无特殊气味。

问诊：患者自诉入睡困难，多梦，醒后难入睡，睡眠时间短，平素易困倦，易烦躁，口干、口苦，腹胀，大便稀溏，脱发。在家需照顾小孩。

切诊：脉弦。

图5-6-1 舌象图

【辨证结果】不寐（肝郁脾虚证）。

【护理计划】

护理问题：不寐。

相关因素：年老肝肾不足，外加照顾小孩，容易情绪波动，导致气机不畅，肝气郁结，横逆克脾。

施护原则：疏肝健脾安神。

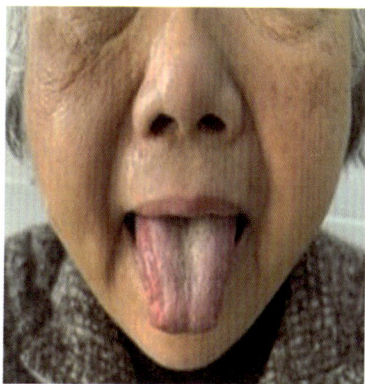

预期目标：治疗 2 次后睡眠质量改善。

【施护措施】

1. 陶土平衡火罐疗法（肝郁脾虚型不寐）

以陶土平衡火罐标准操作流程为基础，结合患者的体质特点和病情，在施罐过程中进行动态调整，以确保治疗的安全性和有效性。每周治疗 1 次，连续治疗 2 周。

重点施术区：背部全息反射区的心区、肝胆区、脾胃区及足太阴脾经。

重点施术穴位：心俞、肝俞、胆俞、脾俞、胃俞、章门、期门、血海、三阴交。

辨证施术：根据虚实、阴阳的治疗原则，在背部闪罐后，先采用复式补法在脾俞、胃俞用温热的罐体轻轻揉按，以健脾和胃；再采用复式泻法在肝俞、胆俞、章门、期门推罐，重推至痧出透，以疏肝利胆、平肝潜阳；最后采用平补平泻法在心俞、血海、三阴交轻推至皮肤潮红，以滋阴补血、养心安神。

2. 护理宣教

（1）*失眠护理措施*：使用疏肝解郁脐粉进行脐疗，达到疏肝清热健脾、调整脏腑阴阳、镇静安神的目的。

（2）*饮食指导*：饮食忌寒凉之品、甜品，忌酒。

（3）*生活指导*：每晚泡脚，建议 23 点前睡觉，睡前不看手机。

（4）*运动指导*：坚持跑步或者散步、爬山等。

【效果评价】

治疗 2 次后，患者睡眠质量明显改善，入睡时间为 20 ～ 30 分钟。匹兹堡睡眠质量指数（PSQI）由 15 分降为 5 分。

六、总结应用

佛山市中医院已使用陶土平衡火罐疗法治疗 53 例失眠患者。经过平均 2 个月的随访，患者均取得明显效果。对于失眠患者，陶土平衡火罐疗法通常选取心区、肝胆区、脾胃区作为主要治疗区域，心、肝、脾为精血生化最为密切的脏腑，同时也是神、魂、意所主的脏腑，在大椎、心俞、肝俞、脾俞等穴位重点疏通可以养血安神、安魂定志。通过陶土平衡火罐疗法的治疗，失眠患者的症状得到了显著的改善。据观察，多数患者在接受数次治疗后，入睡时间明显缩短，夜间醒来的次数减少，睡眠质量得到显著提升。笔者发现陶土平衡火罐疗法治疗不同类型的失眠均具有显著的效果。其治疗方法为常规在督脉、膀胱经、心区等部位操作后，再根据证候及病位的不同选取对应的五脏腧穴揉罐、推罐以调理对应脏腑的阴阳气血。若失眠以实证、热证为主，可以搭配刺络放血以清热安神。

第七节　肥胖

肥胖是指体内脂肪堆积过多和（或）分布异常，通常表现为体重超过理想体重的 20% 或身体质量指数（BMI）≥ 28。肥胖的评定主要依据体重、身高、腰围等指标，也可以结合体脂率、腰臀比等。近年来，肥胖的发病率在全球范围内呈上升趋势，这与现代人的不良的生活方式、饮食习惯及缺乏运动等多种因素有关。

一、发病原因和机制

能量代谢的失衡，即热量摄入超出消耗，导致脂肪合成增加，构成了肥胖的根本原因。肥胖的形成是遗传和环境等多重因素相互作用的结果。此外，尽管目前肥胖的遗传机制尚未完全明了，但肥胖表现出显著的家族聚集性，这表明遗传因素在肥胖的发生和发展中扮演了重要角色。极少数情况下，肥胖可归因于单基因突变导致的肥胖症。导致肥胖的环境因素主要包括饮食习惯和体力活动水平。当摄入的能量超过身体所需消耗时，除转化为肝糖原和肌糖原储存外，大部分能量会转化为脂肪，并储存在全身的脂肪组织中。若经常性摄入过量的中性脂肪和糖类，脂肪合成的速度会加快。在活动量减少的情况下，如停止体育锻炼、减少体力劳动、疾病恢复期卧床休息或在产后休养期间，肥胖的发生风险会进一步增加。

二、临床分类

根据发病机制及病因，肥胖症可以分为两大类：单纯性肥胖和继发性肥胖。单纯性肥胖，亦称为原发性肥胖，其病因不涉及明显的内分泌或代谢疾病；根据发病年龄及脂肪组织的病理特征，它又进一步细分为体质性肥胖（自幼年起病的肥胖）和获得性肥胖（自成年起病的肥胖）。继发性肥胖则指的是那些因神经－内分泌－代谢紊乱而引发的肥胖。此外，依据脂肪积聚的部位，肥胖可分为中心型肥胖（腹型肥胖）和周围型肥胖（皮下脂肪型肥胖）。中心型肥胖的特点是腹部脂肪的大量积聚，内脏脂肪增多，腰部变粗，呈现出"梨形"肥胖的体态，此类肥胖患者更易患有糖尿病等代谢性疾病。而周围型肥胖则以脂肪积聚在腹部、臀部等部位为特征，呈现出"苹果形"肥胖的体态。

三、中医理论

中医学对"肥胖"早有记载。《灵枢·阴阳二十五人》载："土形之人……其为人黄色，圆面，大头，美肩背，大腹，美股胫，大手足，多肉，上下相称。"此类土形人的体态特征与当今肥胖患者颇为相似。朱丹溪在《丹溪心法·中湿》云："凡肥人沉困怠惰，是湿热，宜苍术、茯苓、滑石；凡肥白之人沉困怠惰，是气虚，宜二术、人参、半夏、草果、厚朴、芍药。"他认为肥胖者多湿热、气虚，并主张治疗时应清热燥湿、补气行气。现代医者认为，肥胖与饮食无节制、生活作息失衡、情绪波动、体质遗传、年龄、性别及地理环境等多种因素相关。

四、治疗原则

肥胖的处理原则为消除病因、对症治疗及防治并发症。

1. 西医治疗

在西医学中，治疗肥胖的策略主要包括饮食控制、运动锻炼、药物治疗及手术等方法。饮食控制作为减肥的基础，旨在通过减少热量摄入和调整饮食结构来实现减重目标。运动锻炼则有助于消耗多余热量、增强肌肉力量，并提升新陈代谢效率。药物治疗主要通过药物抑制食欲和减少脂肪吸收等来减轻体重。对于那些重度肥胖的患者，手术治疗亦是一种可行且有效的选择。

2. 中医治疗

中医治疗肥胖的常用方法包括中药汤剂、针灸和推拿等。中药汤剂的主要功效在于健脾利湿、化痰消脂，而针灸和推拿则通过刺激特定穴位，调整气血运行来辅助减肥。

五、验案举例

杨某，女，32岁，佛山市中医院门诊患者。

【主诉】超重3个月，身体困倦不适3天。

【病史】患者近几年体重逐渐增加，3个月前体检发现体脂率30.5%，BMI 27.85（超重）。近3天出现身体困倦不适，乏力，大便稀溏，睡眠差（易醒），遂于2024年5月16日就诊。

【诊断】肥胖症。

【四诊评估】

望诊：身体稍胖，舌淡红，舌体胖大，苔薄白。

闻诊：语言清晰。

问诊：患者自诉身体困倦不适，平素易早醒，乏力，便溏，偶有便秘，小便正常，胃纳一般。

切诊：脉弦滑。

【辨证结果】肥胖（脾虚湿阻证）。

【护理计划】

护理问题：体重过重、困乏。

相关因素：脾虚湿阻，脾胃运化功能失调，气血生成不足。

施护原则：健脾化湿，促进代谢。

预期目标：治疗 8 次后体重下降，腰围减少。

【施护措施】

1. 陶土平衡火罐疗法（脾虚湿阻型肥胖）

以陶土平衡火罐标准操作流程为基础，结合患者的体质特点和病情，在施罐过程中进行动态调整，以确保治疗的安全性和有效性。每周 1 次，连续 8 周。

重点施术区：背部全息反射区的脾胃区、排泄区，任脉、带脉及足阳明胃经。

重点施术穴位：脾俞、胃俞、大肠俞、中脘、气海、关元、天枢、大横、京门、带脉、章门、丰隆。

辨证施术：根据虚实、阴阳的治疗原则，闪罐后采用平补平泻法在脾俞、胃俞、大肠俞推罐，重推至痧出透，以健脾利湿除伏邪；再采用复式泻法在天枢、大横沿顺时针方向闪罐，同时采用提拉震抖手法进行强化治疗，增强穴位刺激，以通畅大便、排出湿浊；最后在中脘、天枢、气海、京门、章门、带脉、丰隆留罐以健脾益气、化痰除湿。

患者背部及腹部留罐见图 5-7-1。

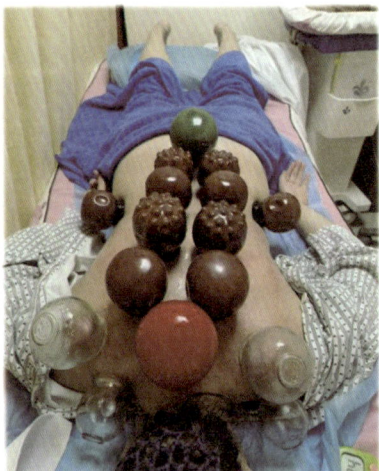 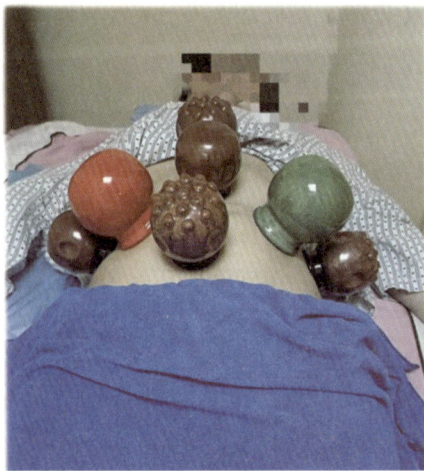

（A）背部留罐　　　　　　　　　　（B）腹部留罐

图 5-7-1　留罐图

2. 护理宣教

（1）饮食指导：适量且规律饮食，减少高热量、高脂肪食物摄入，细嚼慢咽，养成良好的进食习惯。参考《中国超重／肥胖医学营养治疗指南（2021）》推荐的医学营养减重干预方法（包括限能量膳食、高蛋白膳食、低碳水化合物饮食、间歇性能量限制、低血糖指数饮食、多种膳食模式、代餐食品减重、时间限制禁食法等）制订个性化减重膳食方案。如根据自身作息习惯和饮食规律进行限时饮食，选取 10 个小时的时间段为进食时间，剩余 14 个小时为禁食时间，形成规律的饮食作息。在餐后尽量以白开水代替其他低糖或含糖饮料。

（2）生活指导：每天要保证充足的睡眠，养成良好的睡眠习惯。避免长时间久坐，保证一定的体力活动。保持心情舒畅，避免紧张、焦虑等不良情绪。每日监测晨起空腹体重，形成习惯。

（3）运动指导（平衡减肥功）

1）画圆疏经：全身自然放松、身体直立；做腹部深呼吸的同时双手从内向外再向上，举至头顶画一个半圆；然后慢慢呼气的同时双手向下，从胸前画另一个半圆，至小腹前交叉；此时刚好将气呼尽。画一个圆为 1 次，每日做 50 ～ 100 次。该动作可疏理全身经脉和气血，促进腹中浊气、残渣排出。

2）顺逆理肠：双手掌叠，轻柔地揉按腹部，顺时针沿脐周画圆 50 圈；再逆时针按摩腹部 50 圈，以腹部有热感舒畅为度。顺时针、逆时针沿脐周画圆各 50 次，共 100 次。该动作可促进大便排空，加速肠道周围脂肪分解。

3）跳腾消脂：原地站立，再蹲下用力垂直向上跳动 50 ～ 100 次，以全身出汗、心率 120 次／分以上为宜。该动作可促使体内脂肪转化为热量，以达到消耗体内脂肪的目的。

（4）运动指导（强力消脂功）

1）慢速起坐抬脚：每日早晚仰卧于床上，以慢速做仰卧起坐及抬脚的动作，同时口中数 20 秒。20 次／组，每日早晚各练 1 组。该动作可减少腹部脂肪，同时帮助恢复减肥后腹部皮肤的弹性。

2）跪地游走：在软垫或床上跪姿游走 20 分钟。该动作可减少臀部及大腿脂肪。

【效果评价】

治疗前：患者体重 76.8kg；腹围 103cm；腰围 88cm。

治疗 4 次后：患者体重 75.5kg；腹围 98cm；腰围 87cm。

治疗 8 次后：患者体重 72.5kg；腹围 94cm；腰围 83cm。

治疗前后患者减重效果对比见图 5-7-2。

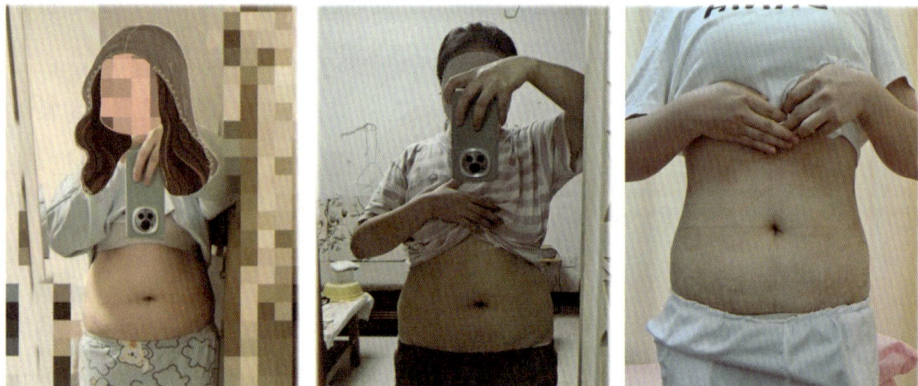

（A）治疗前　　　　　　　（B）治疗 4 次后　　　　　　　（C）治疗 8 次后

图 5-7-2　治疗前后减重效果对比图

六、总结应用

佛山市中医院已使用陶土平衡火罐疗法治疗 20 例肥胖患者，均取得明显效果。对于肥胖，中医学认为其是由脾气亏虚、痰湿内蕴导致水谷运化不畅，堆积中焦；或嗜食肥甘厚腻、缺少运动，脾胃功能失调而致。笔者根据肥胖的部位进行辨证治疗，如腰腹部明显肥胖而四肢不肥者，多与脾胃亏虚、痰湿内盛有关，这一类患者在运用陶土平衡火罐疗法治疗时，操作部位多以脾胃区、排泄区为主，健脾祛湿，排出身体多余的水谷宿食；同时在任脉、带脉操作以约束诸经，收紧腰部；兼在丰隆、京门、章门操作，加强行气除湿之力，排出体内痰湿。如全身均肥胖者，多与脏腑功能失司、气血失调有关，治疗上应注重三焦水液代谢。最后结合科学饮食、日常锻炼可以快速减轻体重。

第八节　慢性疲劳综合征

慢性疲劳综合征是一组以持续或反复发作的疲劳，伴有多种神经、精神症状，但无器质性及精神性疾病为特点的综合征。慢性疲劳综合征的临床症状复杂，一般体检及实验室检查结果无重大异常，通常表现程度不同，症状也轻重不一。

一、发病原因和机制

其病因及机制尚不明确，与长期过度劳累（包括脑力和体力）、饮食和生活不规律、工作压力和心理压力过大等生活因素，以及应激等造成的神经、内分泌、免疫、消化、循环、运动等系统的功能紊乱关系密切。

二、临床分类

根据发病机制、成因及症状持续时间的不同，疲劳可分为多种类型。疲劳的来源可能包括中枢性（源自大脑）和外周性（通常源自神经肌肉组织）。疲劳的症状根据持续时间可进一步划分为近期疲劳（症状持续时间少于 1 个月）、长期疲劳（症状持续超过 1 个月）及慢性疲劳（症状持续超过 6 个月）。若病因不明，临床上常将慢性疲劳归类为慢性疲劳综合征（亦称为肌痛性脑脊髓炎）或特发性慢性疲劳。

三、中医理论

在中医学中，该病属于"虚劳病"范畴，历代医籍对虚劳的论述甚多。《素问·通评虚实论》所说的"精气夺则虚"可视为虚证的提纲。而《素问·调经论》所谓"阳虚则外寒，阴虚则内热"，进一步说明虚证有阴虚、阳虚的区别，并指明阴虚、阳虚的主要特点。《难经·十四难》论述了"五损"的症状及转归。现代医家主要根据五脏的气血阴阳进行辨证。

四、治疗原则

慢性疲劳综合征的处理原则为消除病因、对症治疗及防治并发症。

1. 西医治疗

因本病是自限性疾病，大多患者可自行缓解，不用任何治疗而康复。然而，对于症状较重的患者，西医治疗主要采用药物治疗和心理治疗相结合的方式。药物治疗包括使用抗抑郁药、抗焦虑药、镇静剂等，以缓解患者的神经症状和心理压力。心理治疗则包括认知行为疗法、放松训练、生物反馈等，帮助患者调整心态，改善睡眠质量，减轻疲劳感。

2. 中医治疗

中医治疗慢性疲劳综合征则注重整体调理，通过辨证施治调整气血阴阳平衡，常用的方法包括中药内服、针灸、拔罐、推拿等。中药治疗是根据患者的具体症状，选用具有补气养血、滋阴降火、调和脾胃等功效的中药方剂，改善患者的体质和精神状态。针灸治疗则通过刺激特定的穴位，调节经络气血，缓解疲劳和神经症状。拔罐和推拿则有助于舒缓肌肉紧张，促进血液循环，减轻身体疲劳。

五、验案举例

杨某，男，54 岁，佛山市中医院门诊患者。

【主诉】精神萎靡 3 年余，加重 1 周。

【病史】患者从事司机职业 20 余年，近 3 年因工作压力大而精神萎靡，无四肢乏力等症状，未经系统诊治。近 1 周常感身体易疲倦、乏力，伴头晕、头痛、肌肉酸痛、汗多、眠差易醒等。遂于门诊就诊。

【诊断】慢性疲劳综合征。

【四诊评估】

望诊：面色萎黄。舌质淡紫，舌中、后部苔厚且黄白相间。

闻诊：语声低沉。

问诊：患者自诉平素怕热，喜冷饮，精神萎靡、肌肉酸痛，易出汗，常熬夜，偶有心慌心悸，便秘，大便呈干结样，小便正常。胃纳差，眠差，易醒。

切诊：脉弱。

【辨证结果】虚劳（心脾两虚证兼有湿热）。

【护理计划】

护理问题：持续性疲劳，睡眠障碍。

相关因素：心脾两虚，兼有湿热，气血生化不足，神失所养。

施护原则：健脾养心，益气养血。

预期目标：治疗 3 次后患者疲劳感明显减轻，精神状态好转，患者睡眠质量改善，疲劳自评量表（FSAS）评分下降。

【施护措施】

1. 陶土平衡火罐疗法（心脾两虚型虚劳）

以陶土平衡火罐标准操作流程为基础，结合患者的体质特点和病情，在施罐过程中进行动态调整，以确保治疗的安全性和有效性。每周治疗 1 次，连续治疗 3 周。

重点施术区：背部全息反射区的心区、脾胃区、肝胆区、肾区。

重点施术穴位：心俞、厥阴俞、肺俞、肝俞、胆俞、脾俞、胃俞、肾俞、三焦俞。

辨证施术：根据虚实、阴阳的治疗原则，闪罐后采用平补平泻法在肺俞、肝俞、胆俞推罐，重推至痧出透，以疏调全身气机，促进气血运行；再采用复式补法在厥阴俞、心俞、脾俞、胃俞轻轻揉罐以健脾和胃、养心安神；最后采用复式泻法在肾俞、三焦俞推罐至皮肤潮红，以化气利水，疏通三焦，促进水液代谢。

2. 护理宣教

（1）饮食指导：饮食宜清淡，多食用富含营养、易消化的食物，如红枣、枸杞、山药等。

（2）生活指导：建议患者合理安排作息时间，保证充足的睡眠。指导患者进行心理疏导，帮助其调整心态，减轻工作压力，保持心情愉悦。可配合音乐疗法、冥想等放松身心的方法。

（3）运动指导：适当进行体育锻炼，如散步、瑜伽等，以增强体质。

【效果评价】

治疗前：FSAS 评分 8 分；PSQI 总分 9 分。

治疗 3 次后：FSAS 评分 6 分；PSQI 总分 4 分。

患者 3 次治疗罐印情况见图 5-8-1。

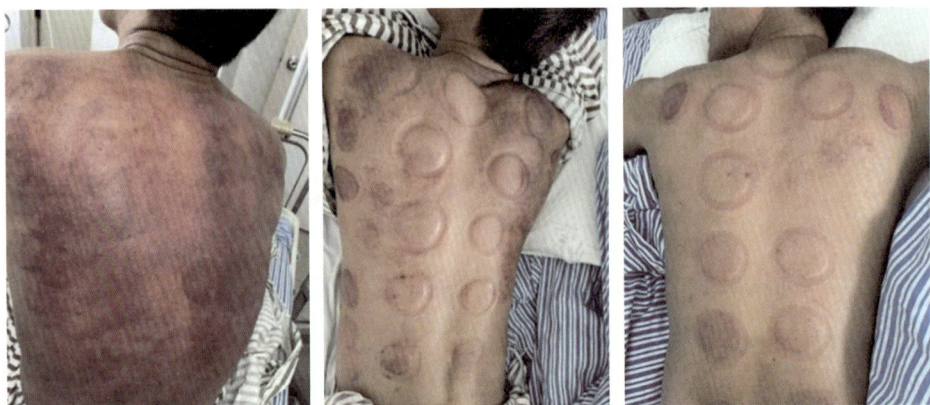

（A）第 1 次   （B）第 2 次   （B）第 3 次

图 5-8-1　3 次治疗的罐印情况

六、总结应用

佛山市中医院已使用陶土平衡火罐疗法治疗 100 余例慢性疲劳综合征患者，大多数患者表示在第 1 次治疗后，疲乏症状明显改善，1 个疗程（3～4 次）后基本痊愈。临床治疗虚劳病多以补益为核心治法，从阴阳气血亏虚的角度进行辨证论治。然而在临床实践中，笔者发现大部分患者虚劳的原因不仅有气血生成不足，还有损耗过度及运行不畅等。因此，笔者认为虚劳病要从"补、通、节"3 个环节进行治疗。首先使用陶土罐在背部膀胱经、督脉、肝胆区操作，意在"通"，即疏通气血运行及水液代谢的通道；其次在脾、胃、肾区进行操作，意在"补"，即促进脾胃运化，补肾健脾，培补正气；最后在心区操作，意在"节"，即从"神"调节气血的布散以营养全身。对于损耗过度的环节，需要患者主动休息调节，适当减轻工作压力。

第九节 脑卒中后遗症

脑卒中后遗症是指经过急性期及恢复期积极治疗后，仍遗留的肢体运动障碍、语言障碍、感觉障碍、二便障碍、吞咽障碍、认知及精神障碍等各种不适症状或体征。出血性脑卒中早期死亡率很高，约有半数患者于发病数日内死亡，幸存者中多数留有不同程度的运动障碍、认知障碍、言语障碍、吞咽障碍等后遗症。缺血性脑卒中患者以偏瘫为主要后遗症。

一、发病原因和机制

脑卒中的发病原因主要与脑血管的病变有关，包括动脉硬化、高血压、糖尿病等。这些因素导致血管壁增厚、变硬，血管腔变窄，血流受阻，进而引发脑组织缺血、缺氧，导致脑细胞死亡。此外，脑血管的破裂也会导致脑组织受损，形成出血性脑卒中。脑卒中后遗症是由于脑血管发生病变后引起血循环障碍，进而影响神经功能所产生的病症。

二、临床分类

依据发病机制及病因，脑卒中后遗症由缺血性脑卒中与出血性脑卒中发展而来，故临床可以分为缺血性脑卒中后遗症与出血性脑卒中后遗症两类。无论是缺血性脑卒中还是出血性脑卒中，都与微循环障碍及动脉粥样硬化有关。脑卒中后遗症可出现以下几种表现：①偏瘫：发生率为65%～80%。②失语：发生率约为38%。③便秘：发生率为30%～60%。④失眠：发生率为76%～82%。⑤认知障碍：发生率约为48.91%。⑥尿失禁：发生率约为33%。⑦吞咽障碍：发生率为27%～64%。⑧抑郁：发生率约为30%。⑨肩手综合征：发生率为12.5%～70%。

三、中医理论

脑卒中后遗症在中医学里归属于"中风"，是以半身不遂、麻木不仁、口眼㖞斜、言语不利为主要表现的一种病症。本病多因中风急性期治疗后内伤积损正衰、劳倦失度、饮食不节、情志所伤而引起，其病机特点为正气亏虚、痰瘀阻络、络脉不通。病位在脑，与心、肝、脾、肾关系密切。本病虚实夹杂，病程缠绵。

四、治疗原则

脑卒中后遗症的处理原则为对症治疗及防治并发症。

1. 西医治疗

在西医治疗领域，药物治疗脑卒中后遗症占据核心地位。抗血小板聚集药物、他汀类药物、降压药物等均为常用药物，旨在控制病情发展并预防复发。此外，物理治疗亦是关键的治疗手段之一，涵盖肢体功能训练、语言康复训练、认知康复训练等，目的在于改善患者的功能性障碍。

2. 中医治疗

中医治疗注重辨证施治，依据患者具体情况，运用口服中药、针灸、推拿等疗法，促进血液循环、疏通经络、调和气血、补益肝肾。例如，针对脑卒中后遗症患者常见的正气虚弱、痰瘀阻络，可采用补阳还五汤、通窍活血汤等治疗。针灸也是治疗脑卒中后遗症的重要手段，如针刺百会、风池、合谷、足三里等，可达到疏通经络、调和气血的效果。此外，通过揉法、捏法、拿法等推拿技术，对患者进行全身或局部按摩，有助于促进血液循环，缓解肌肉痉挛，改善关节活动范围；特别是对瘫痪肢体进行按摩，对于功能恢复具有积极作用。

五、验案举例

林某，女，66岁，佛山市中医院住院患者。

【**主诉**】左上肢活动受限半年余。

【**病史**】患者 2 年前突发半身不遂、口舌歪斜，在当地医院治疗，具体诊治不详，出院后，残留左侧肢体肌力下降，活动无受限。半年前患者症状加重，出现左上肢活动受限、左肩部疼痛。佛山市中医院拟以"脑梗死后遗症"收入院治疗。患者既往有高血压、糖尿病、脑梗死病史。

【**专科查体**】左肩部无肿胀，无压痛。左上肢内收、外展、前屈、后伸功能受限。左上肢肌力减弱，4 级，肌张力正常。远端指动、血运可，感觉稍麻木。霍夫曼征阴性。

【**诊断**】脑梗死后遗症。

【**四诊评估**】

望诊：面色萎黄，口唇紫暗，舌质淡胖，舌中、后部苔白厚腻，舌下脉络粗大。

闻诊：言语不流畅。

问诊：患者自诉脑梗死后长期左侧肢体无力、怕风，平素喉中有痰、难咳出。近期左上肢活动不利，左肩部游走性疼痛，感觉稍麻木。睡眠一般，胃口不佳，大便不畅。

切诊：脉弦涩。

【**辨证结果**】中风后遗症（风痰瘀阻证）。

【**护理计划**】

护理问题：左上肢体活动不利。

相关因素：久病入络，气血运行受阻。

施护原则：祛风通络、祛痰活血。

预期目标：治疗 2 次后肩关节功能改善，JOA 评分增加，VAS 疼痛评分降低。

【**施护措施**】

1. **陶土平衡火罐疗法（风痰瘀阻型中风后遗症）**

患者采取俯卧位。以陶土平衡火罐标准操作流程为基础，结合患者的体质特点和病情，在施罐过程中重点对腰背部及肩胛骨周围操作。每周治疗 1 次，连续治疗 2 周。

（1）闪罐：取罐底带齿突的中号罐，在腰背部膀胱经闪罐 3 个回合后，重点对患者的手三阳经进行闪罐。在肩中俞、肩井、秉风、天宗、肩髎、肩贞、肩髃等穴位及阳性点反复吸拔，待皮肤变潮红后停止闪罐，以此来促进肩关节的血液循环。

（2）揉罐：闪罐后将温热的罐体在腰背部膀胱经揉罐 3 个回合，再重点在手三阳经揉罐，对肩中俞、肩井、秉风、天宗、肩髎、肩贞、肩髃等穴位进行 2 ～ 3 分钟的揉按，充分利用罐体尚存的温热能量疏通患者的经络。

（3）推罐：利用小号罐沿督脉、华佗夹脊，以及腰背部膀胱经第 1、2 侧线推罐 3 个回合。再重点在肩部手三阳经推罐各 3 个回合，注意推罐时手法宜沉，在遇到筋膜结节的地方需要运用单边揉刮法重点推罐，直至出痧，以松解肌肉粘连。

（4）抖罐：取小号罐，在腰背部膀胱经抖罐，于局部涂抹陈渭良伤科油，将罐体吸附于患者体表，手握罐底，将罐体稍用力牵拉。注意以痛点为中心，通过牵拉、抖动等手法进行良性刺激、活化关节、松解粘连韧带及肌肉组织，调节机体筋膜及肌肉的平衡。

（5）留罐：在大椎、腰背部膀胱经及肩部的肩井、秉风、天宗等穴位留罐 10 ～ 12 个，罐体留置时操作者稍用力牵拉罐体，以验证罐体的牢固性。留罐 7 ～ 10 分钟，以一手拇指按压罐口边缘皮肤，待空气进入后另一手夹持罐体取罐，完成整个陶土平衡火罐的治疗。

施罐过程见图 5-9-1。

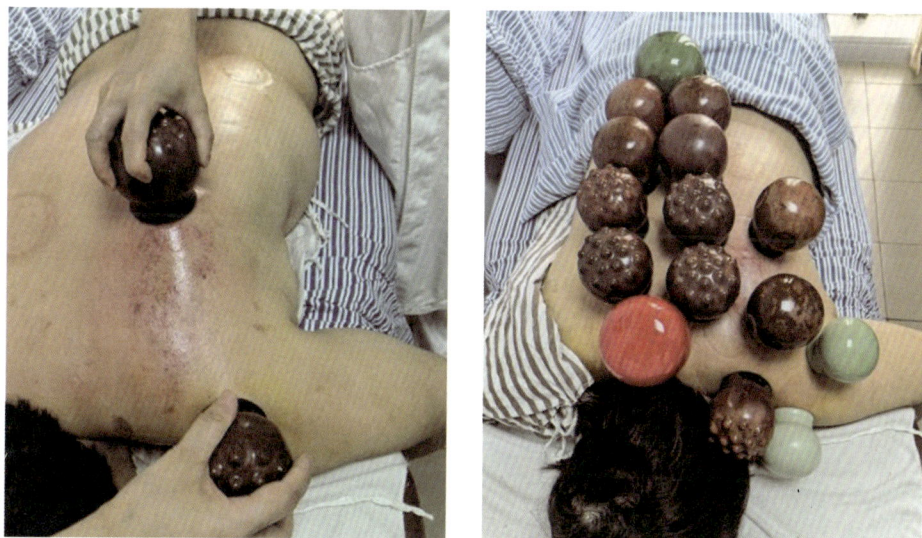

（A）推罐图 （B）留罐图

图 5-9-1 罐法操作图

2. 护理宣教

（1）**饮食指导**：患者宜多食活血通络之品，如川芎天麻炖鱼头、桃仁红花瘦肉汤、黑木耳陈皮瘦肉汤等。

（2）**运动指导**：指导患者进行手指爬墙运动、左右手滑轮练习，左上患肢在桌上进行前屈及外展练习，使用练习棒站立练习内旋、外展，每次 15 分钟，每天 3 次。

【疗效评价】

治疗前：患者 VAS 疼痛评分 5 分；肩关节 JOA 评分 40 分。

治疗 2 次后：患者 VAS 疼痛评分 2 分；肩关节 JOA 评分 60 分。

治疗前后患者左上肢功能对比见图 5-9-2。

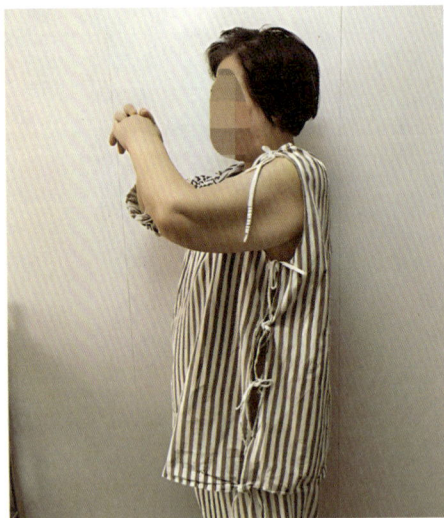

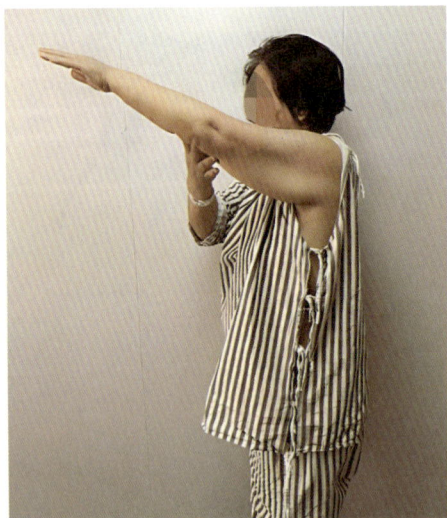

（A）治疗前前屈　　　　　　　　　　（B）治疗后前屈

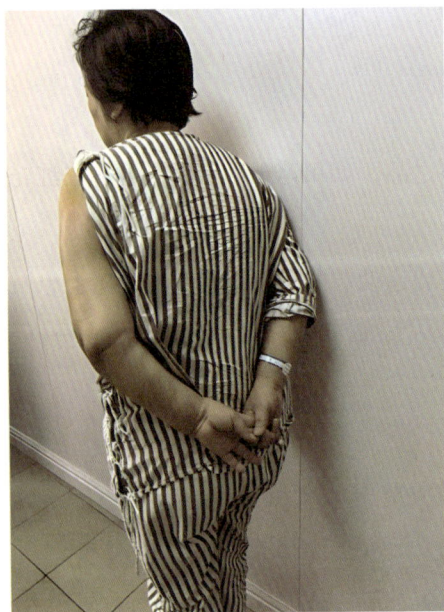

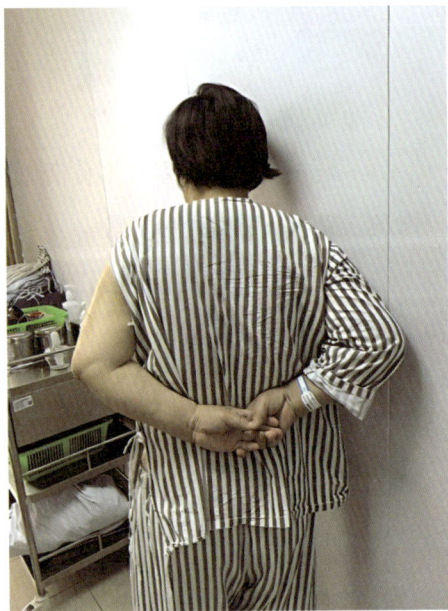

（C）治疗前背伸　　　　　　　　　　（D）治疗后背伸

图 5-9-2　治疗前后患者左上肢功能对比图

六、总结应用

佛山市中医院已使用陶土平衡火罐疗法治疗 13 例脑卒中后遗症患者，大多数患者在第一次治疗后，明显感觉背部轻松，全身气血舒畅，肌力较前恢复，关节障碍、肌肉萎缩等症状均有好转，并且主动要求增加疗程。笔者认为这一类患者需要较长的治疗周期。风痰瘀阻的病机看似简单，实际上风为走窜之邪，痰为阴凝之邪，瘀为阴结之邪，温散太过则汗出风伏、炼津灼痰、耗伤阴液，本已亏虚，以实治虚，则伤其根本，只能徐徐图治之；用外在的罐体温热刺激，配合多个罐法操作以通畅经络，效不过猛，而力效尚及；同时配合活血通络的食疗方，以补合通之理，从脾胃入手，补气血之中又能活血通络，疗效更佳。

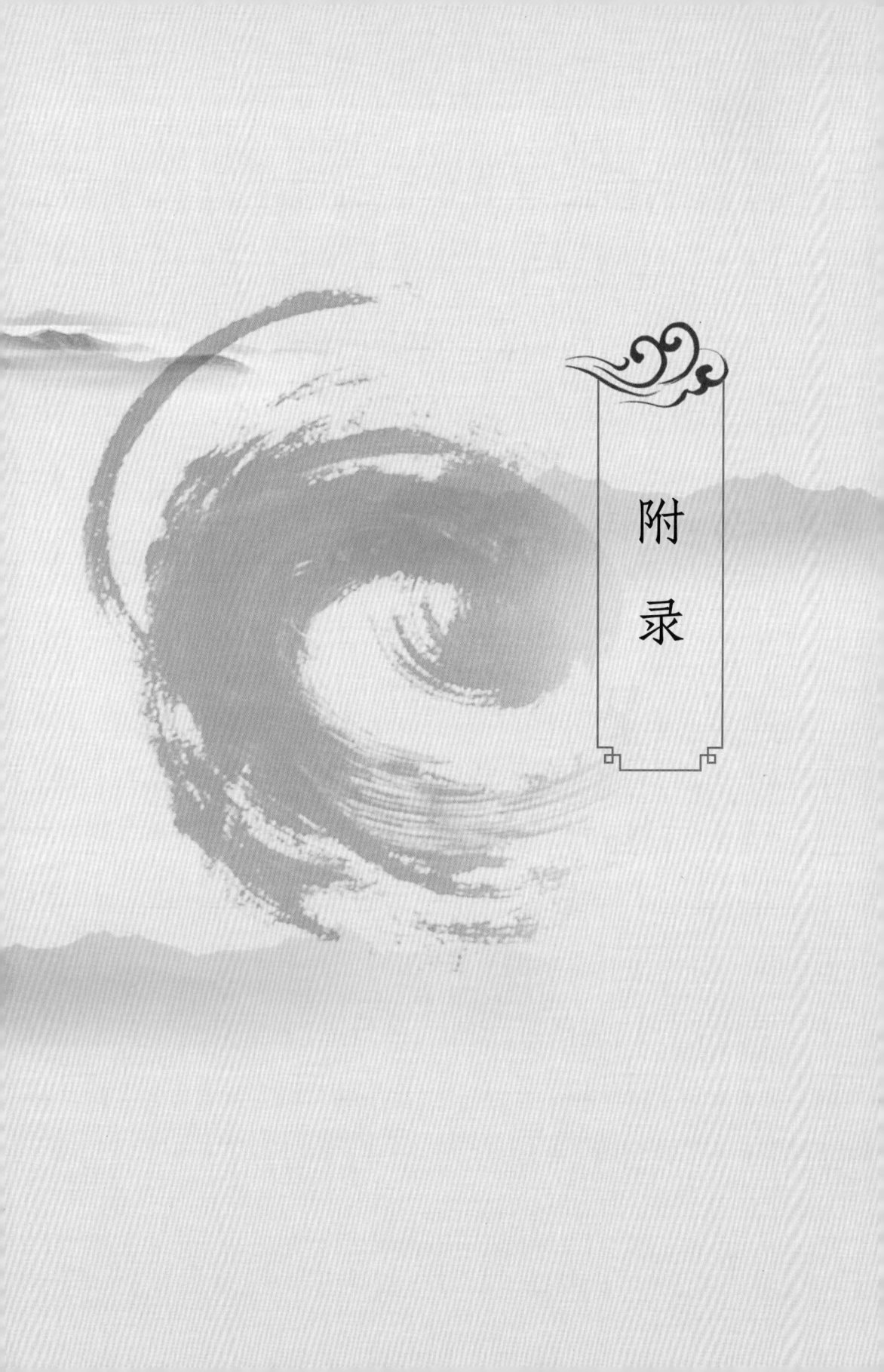

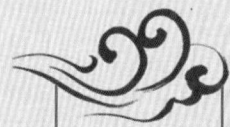

附 录

附录一　临床常用评估量表及评分标准

附 1　颈椎 JOA 评分表

指标	分数	得分
1. 运动（8 分）		
A. 上肢运动功能（4 分）		
自己不能持筷或勺进餐	0	
能持勺，但不能持筷	1	
虽手不灵活，但能持筷	2	
能持筷及进行一般家务劳动，但手笨拙	3	
正常	4	
B. 下肢运动功能（4 分）		
不能行走	0	
即使在平地行走也需用支持物	1	
在平地行走可不用支持物，但上楼时需用	2	
平地或上楼行走不用支持物，但下肢不灵活	3	
正常	4	
2. 感觉（6 分）		
A. 上肢（2 分）		
有明显感觉障碍	0	
有轻度感觉障碍或麻木	1	
正常	2	

指标	分数	得分
B.下肢（2分）		
有明显感觉障碍	0	
有轻度感觉障碍或麻木	1	
正常	2	
C.躯干（2分）		
有明显感觉障碍	0	
有轻度感觉障碍或麻木	1	
正常	2	
3.膀胱功能（3分）		
尿潴留	0	
高度排尿困难，尿费力，尿失禁或淋沥	1	
轻度排尿困难，尿频，排尿踌躇	2	
正常	3	
总分：		

注：1. 术后改善率＝[（术后评分－术前评分）÷（17－术前评分）]×100%。

2. 根据改善率的高低，其对应于通常采用的疗效判定标准：改善率等于100%为治愈，60%（含）至100%（不含）为显效，25%（含）至60%（不含）为有效，小于25%为无效。

附2 肩关节 JOA 评分表

指标	分数	得分
Ⅰ.疼痛（30分）		
1.无	30	
2.压痛或仅在运动、重体力劳动时出现疼痛	25	
3.日常生活轻微疼痛	20	
4.中等程度可以忍受的疼痛（使用镇痛剂，有时夜间痛）	10	
5.高度疼痛（活动受限，夜间经常痛）	5	
6.疼痛而完全不能活动	0	
Ⅱ.功能（20分）		
1.综合功能（10分）		
①外展肌力的强度		
正常	5	
优	4	
良	3	
可	2	
差	1	
零	0	
②耐久力（在肘伸展内旋位，举起1kg哑铃保持水平的时间）		
10秒以上	5	
3秒以上	3	
2秒以上	1	
不能	0	

指标	分数	得分
2.日常生活动作（10分）		
梳头	1	
系带子	1	
手摸嘴	1	
睡眠时压着患处	1	
取上衣侧面口袋的东西	1	
用手摸对侧眼	1	
能关或拉开门	1	
用手取头上的东西	1	
能大小便	1	
穿上衣	1	
（如果有其他不能做的动作各减1分）		
Ⅲ.活动度（30分）		
1.上举（15分）		
150°以上	15	
120°以上	12	
90°以上	9	
60°以上	6	
30°以上	3	
0°以上	0	
2.外旋（9分）		
60°以上	9	
30°以上	6	

续表

指标	分数	得分
0°以上	3	
−20°以上	1	
−20°以下	0	
3. 旋转运动（6分）		
T12以上	6	
L5以上	4	
臀部	2	
其余以下	0	
Ⅳ. X线评定（5分）		
1. 正常	5	
2. 中度变化或半脱位	3	
3. 重度变化或脱位	1	
Ⅴ. 关节稳定性（15分）		
1. 正常	15	
2. 轻度不稳定或有要脱臼的不稳定感	10	
3. 重度不稳定或既往有半脱位状态	5	
4. 既往有脱臼	0	

注：临床评定以90～100分为优，80～89分为良好，70～79分为一般，60～69分为较差，低于60分为最差。

附 3 腰椎 JOA 评分表

主观症状（9分）		临床体征（9分）			日常生活受限度（ADL）（14分）			膀胱功能（-6～0分）
	腿疼兼（或）麻刺痛	直腿抬高试验（包括加强试验）	感觉障碍	运动障碍	平卧翻身	举重物	正常（2分）轻度受限（1分）明显受限（0分）	正常（0分）
下腰背痛	步态				站立大约1小时	行走	正常（2分）轻度受限（1分）明显受限（0分）	轻度受限（-3分）
无任何疼痛（3分）	无任何疼痛（3分）	正常（2分）	无（2分）	正常，肌力5级（2分）	正常（2分）轻度受限（1分）明显受限（0分）		正常（2分）轻度受限（1分）明显受限（0分）	明显受限（尿潴留，尿失禁）（-6分）
偶尔轻微疼痛（2分）	偶尔轻微疼痛（2分）	30～70°（1分）	轻度障碍（1分）	即使感觉肌肉无力，也可步行超过500m（2分）轻度无力，肌力4级（1分）	洗漱		正常（2分）轻度受限（1分）明显受限（0分）	—
频发轻微疼痛或偶发严重疼痛（1分）	频发轻微疼痛或偶发严重疼痛（1分）	<30°（0分）	明显障碍（0分）	步行<500m，即出现腿疼、刺痛、无力（1分）明显无力，肌力0～3级（0分）	前屈		正常（2分）轻度受限（1分）明显受限（0分）	—

续表

主观症状（9分）			临床体征（9分）			日常生活受限度（ADL）（14分）		膀胱功能（-6～0分）
频发或持续严重疼痛（0分）	频发或持续疼痛（0分）	步行<100m，即出现腿疼、刺痛，无力（0分）	—	—	—	坐位	正常（2分） 轻度受限（1分） 明显受限（0分）	—
							—	—
得分：	得分：	得分：	得分：	得分：	得分：	—	得分：	得分：

总分：

评分医师：

注：1. 满分 29 分，小于 10 分为差，10～15 分为中度，16～24 分为良好，25～29 分为优。

2. 治疗改善率＝［（治疗后评分－治疗前评分）÷（满分 29－治疗前评分）］×100%。治疗改善率大于等于 75% 为优，50%～74% 为良，25%～49% 为中，0%～24% 为差。治疗改善率还可对应通常采用的疗效判定标准，改善率为 100% 时为治愈，改善率大于 60% 为显效，25%～60% 为有效，小于 25% 为无效。

3. 改善指数＝治疗后评分－治疗前评分。

4. 通过改善指数可反映患者治疗前后腰椎功能的改善情况，通过治疗改善率可了解临床治疗效果。

附 4 Lysholm 膝关节评分表

姓名：　　　性别：　　　年龄：　　　科室：　　　　　　床号：　　　　　　住院号：

指标	得分
1. 疼痛（25 分）	
膝关节无疼痛	25 分
膝关节剧烈发力时有间歇疼痛	20 分
膝关节剧烈发力时有显著疼痛	15 分
步行超过 2km 后膝关节有显著疼痛	10 分
步行少于 2km 后膝关节有显著疼痛	5 分
膝关节有连续疼痛	0 分
2. 稳定（25 分）	
膝关节很稳定	25 分
运动或剧烈发力时膝关节偶尔不稳定	20 分
运动或剧烈发力时膝关节非常不稳定	15 分
日常活动时膝关节偶然不稳定	10 分
日常活动膝关节经常不稳定	5 分
关节完全不稳定，难以行走	0 分
3. 关节绞锁（15 分）	
膝关节无绞锁感或束缚感	15 分
膝关节有持续束缚感，但没有绞锁感	10 分
膝关节偶尔有绞锁感	6 分
膝关节时常有绞锁感	2 分
膝关节不能运动	0 分

续表

指标	得分
4. 肿胀度（10分）	
膝关节从不肿胀	10分
剧烈发力时膝关节肿胀	6分
正常发力时膝关节肿胀	2分
膝关节经常肿胀	0分
5. 跛行（5分）	
不跛行	5分
有轻微跛行或周期性跛行	3分
有剧烈而频繁的跛行	0分
6. 楼梯攀爬（10分）	
不会因为膝关节问题而出现爬楼梯困难	10分
由于膝关节的问题，爬楼有轻度困难	6分
由于膝关节的问题，爬楼梯每次只能迈一步	2分
由于膝关节的问题，完全不能爬楼梯	0分
7. 蹲姿（5分）	
下蹲无任何问题	5分
因为膝关节的原因，下蹲有轻度困难	4分
下蹲不能超过90°	2分
因为膝关节的原因，下蹲根本不能完成	0分
8. 使用支撑物（5分）	
不用任何支撑物	5分
需用拐杖	2分
由于膝关节的问题，支撑身体重量是不可能的	0分

注：Lysholm膝关节评分表由8项问题组成，分值为0～100分。得分95分以上为优秀，94～85分为良好，84～65分为尚可，小于65分为差。

附 5 Harris 髋关节功能评分标准

姓名： 性别： 年龄： 科室： 床号： 住院号：

疼痛	1.无：没有或可忽视				44		
	2.弱：轻微或偶尔，不影响活动功能				40		
	3.轻度：不影响一般的活动，过量的活动偶有中度疼痛，可服阿司匹林				30		
	4.中度：可忍受，日常活动稍受限，但能正常工作，偶服比阿司匹林强的止痛药				20		
	5.重度：剧痛，但不必卧床；活动严重受限；经常服比阿司匹林强的止痛药				10		
	6.完全残废：跛行，静息痛，卧床不起				0		
功能	步态	步行跛行	无	11	轻度	8	
			中度	5	重度，不能行走	0	
		行走距离	无限制	11	6个街区（1000m）	8	
			2～3个街区（500m左右）	5	室内活动	2	
			卧床或坐轮椅	0			
		助行装置	无	11	长时间行走需手杖	7	
			大多数时间行走需手杖	5	单拐杖	4	
			双手杖	2	双拐或无法行走	0	
	日常生活	上下楼梯	一步一阶不需扶手	4	用其他方法能上楼	1	
			一步一阶需扶栏杆	2	不能上下楼梯	0	

续表

功能	日常生活	穿脱鞋袜	很轻松	4	不能	0	
			难	2			
		坐	坐普通的椅子1小时没有不适			5	
			坐高椅子半小时没有不适			3	
			坐任何椅子都感不适			0	
		乘车	能	1	不能	0	
下肢畸形 （如果患者全部符合选项1～4给4分，否则0分）		1. 屈曲挛缩畸形＜30°				4	
		2. 固定内收畸形＜10°					
		3. 伸直固定内旋畸形＜10°					
		4. 两侧肢体长度相差＜3.2cm					
		5. 无下肢畸形				0	
活动范围 （屈曲＋外展＋内收＋外旋＋内旋）		211°～300°				5	
		161°～210°				4	
		101°～160°				3	
		61°～100°				2	
		31°～60°				1	
		0°～30°				0	

共计分：□左　　□右

注：Harris 髋关节功能评分满分为 100 分，90～100 分为优；80～89 分为良；70～79 分为中；＜70 分为差。

附6 匹兹堡睡眠质量指数（PSQI）量表

指导语：下面一些问题是关于您最近1个月的睡眠情况，请按您近1个月的实际情况在横线处填写答案并在方格内选择最合适的一格，画一个钩，如"√"。

姓名：_____ 性别：_____ 年龄：____ 科室：_____ 床号：_____ 住院号：_____

条目	项目	评分			
		0分	1分	2分	3分
1	近1个月，晚上上床睡觉通常在____点钟				
2	近1个月，从上床到入睡通常需要____分钟	□≤15分钟	□16～30分钟	□31～60分钟	□≥60分钟
3	近1个月，通常早上____点起床				
4	近1个月，每夜通常实际睡眠____小时（不等于卧床时间）				
5	近1个月，因下列情况影响睡眠而烦恼				
	a. 入睡困难（30分钟内不能入睡）	□无	□＜1次/周	□1～2次/周	□≥3次/周
	b. 夜间易醒或早醒	□无	□＜1次/周	□1～2次/周	□≥3次/周
	c. 夜间去厕所	□无	□＜1次/周	□1～2次/周	□≥3次/周
	d. 呼吸不畅	□无	□＜1次/周	□1～2次/周	□≥3次/周
	e. 咳嗽或鼾声高	□无	□＜1次/周	□1～2次/周	□≥3次/周
	f. 感觉冷	□无	□＜1次/周	□1～2次/周	□≥3次/周
	g. 感觉热	□无	□＜1次/周	□1～2次/周	□≥3次/周
	h. 做噩梦	□无	□＜1次/周	□1～2次/周	□≥3次/周
	i. 疼痛不适	□无	□＜1次/周	□1～2次/周	□≥3次/周
	j. 其他影响睡眠的事情如有，请说明：_____	□无	□＜1次/周	□1～2次/周	□≥3次/周

续表

条目	项目	评分			
		0分	1分	2分	3分
6	近1个月，总的来说，您认为您的睡眠质量	□很好	□较好	□较差	□很差
7	近1个月，您用药物催眠的情况：_____	□无	□<1次/周	□1～2次/周	□≥3次/周
8	近1个月，您常感到困倦吗?	□无	□<1次/周	□1～2次/周	□≥3次/周
9	近1个月您做事情的精力不足吗?	□没有	□偶尔有	□有时有	□经常有

计分方法：

成分	内容	评分			
		0分	1分	2分	3分
A. 睡眠质量	条目6计分	□很好	□较好	□较差	□很差
B. 入睡时间	条目2和5a计分累计	□0分	□1～2分	□3～4分	□5～6分
C. 睡眠时间	条目4计分	□>7小时	□6～7小时（不含6小时）	□5～6小时（含6小时）	□<5小时
D. 睡眠效率	以条目1、3、4的应答计算睡眠效率*	□>85%	□75%～85%（不含75%）	□65%～75%（含75%）	□<65%
E. 睡眠障碍	条目5b～5j计分累计	□0分	□1～9分	□10～18分	□19～27分
F. 催眠药物	条目7计分	□无	□<1次/周	□1～2次/周	□≥3次/周
G. 日间功能障碍	条目8和9的计分累计	□0分	□1～2分	□3～4分	□5～6分

注：PSQI总分 =A+B+C+D+E+F+G。得分0～5分为睡眠质量很好；6～10分为睡眠质量还行；11～15分为睡眠质量一般；16～21分为睡眠质量很差。

* 睡眠效率计算方法：睡眠效率 $= \dfrac{\text{条目4（睡眠时间）}}{\text{条目3（起床时间）}-\text{条目1（上床时间）}} \times 100\%$

附7 医院焦虑抑郁量表（HADS）

姓名：　　　性别：　　年龄：　　　科室：　　　　　　床号：　　　住院号：

情绪在大多数疾病中起着重要作用，如果医生了解您的情绪变化，他们就能给您更多的帮助。请您阅读以下各个项目，选择最符合您过去1个月的情绪评分。

对这些问题的回答不要做过多的考虑，立即做出的回答往往更符合实际情况。

1.我感到紧张（或痛苦）[A]:（ ）	2.我对以往感兴趣的事情还是有兴趣 [D]:（ ）
A.根本没有——0分	A.一样——0分
B.有时候——1分	B.不像以前那样多——1分
C.大多时候——2分	C.只有一点——2分
D.几乎所有时候——3分	D.基本上没有了——3分
3.我感到有点害怕，好像预感到什么可怕的事情要发生 [A]:（ ）	4.我能够哈哈大笑，并看到事物好的一面 [D]:（ ）
A.根本没有——0分	A.我经常这样——0分
B.有一点，但并不使我苦恼——1分	B.现在已经不太这样了——1分
C.是有，不太严重——2分	C.现在肯定是不太多了——2分
D.非常肯定和十分严重——3分	D.根本没有——3分
5.我的心中充满烦恼 [A]:（ ）	6.我感到愉快 [D]:（ ）
A.偶然如此——0分	A.大多数时间——0分
B.有时——1分	B.有时——1分
C.时常如此——2分	C.并不经常——2分
D.大多数时间——3分	D.根本没有——3分
7.我能够安闲而轻松地坐着 [A]:（ ）	8.我对自己的仪容失去兴趣 [D]:（ ）
A.肯定——0分	A.我仍然像以往一样关心——0分
B.经常——1分	B.我可能不是非常关心——1分
C.并不经常——2分	C.并不像我应该做的那样关心——2分
D.根本没有——3分	D.肯定——3分

9. 我有点坐立不安，好像感到非要活动不可 [A]:（　）	10. 我对一切都是乐观地向前看 [D]:（　）
A. 根本没有——0 分	A. 差不多是这样做——0 分
B. 很少——1 分	B. 并不完全是这样做的——1 分
C. 较多——2 分	C. 很少这样做——2 分
D. 非常多——3 分	D. 几乎从不这样做——3 分
11. 我突然发现有恐慌感 [A]:（　）	12. 我好像感到情绪在渐渐低落 [D]:（　）
A. 根本没有——0 分	A. 根本没有——0 分
B. 经常——1 分	B. 有时——1 分
C. 很经常 ——2 分	C. 很经常——2 分
D. 确实很经常——3 分	D. 几乎所有时间——3 分
13. 我感到有点害怕，好像某个内脏器官变坏了 [A]:（　）	14. 我能欣赏一本好书或一个好的广播或电视节目 [D]:（　）
A. 根本没有——0 分	A. 常常如此——0 分
B. 有时——1 分	B. 有时——1 分
C. 很经常——2 分	C. 并非经常——2 分
D. 非常经常——3 分	D. 很少——3 分

　　医院焦虑抑郁量表（HADS）是一个自评量表，创制于 1983 年，主要用于筛查。本表包括焦虑 [A] 和抑郁 [D]2 个亚量表，各 7 个条目。焦虑 [A] 和抑郁 [D] 亚量表的分值区：0 ～ 7 分，无症状；8 ～ 10 分，可疑存在；11 ～ 21 分，肯定存在。在评分时，以 8 分为起点，即包括可疑及有症状者均为阳性。

附 8　疼痛评估方法

一、VAS 疼痛评分表

VAS 疼痛评分表全称是视觉模拟评分法（Visual Analogue Scale，简称 VAS），是一种常用的疼痛评估工具。它通过一个直线或刻度来量化疼痛的程度，让患者根据自己的感受在 0 到 10 之间进行评分。

1. VAS 疼痛评分标准

数字评分法是将疼痛的程度用 0 到 10 共 11 个数字表示，0 表示无痛，10 代表最痛，患者根据自身疼痛程度在这 11 个数字中挑选 1 个数字代表疼痛程度。

2. 疼痛程度分级

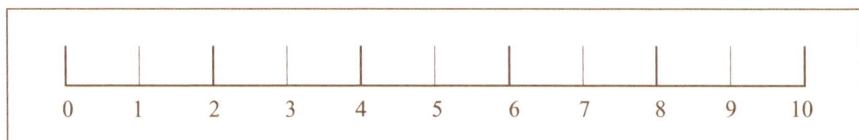

附图 1

0 分：表示无痛。

1 ～ 3 分：代表轻度疼痛，患者感觉不适，但可以忍受。

4 ～ 6 分：代表中度疼痛，患者有明显的不适感，这种疼痛可能会影响日常活动。

7 ～ 10 分：代表重度疼痛，患者感觉疼痛难忍，这种疼痛会严重影响日常活动和睡眠。

二、面部疼痛表情量表（FPS-R）

对婴儿或无法交流的患者用前述方法进行疼痛评估可能比较困难，可通过画有不同面部表情的图画评分法来评估。

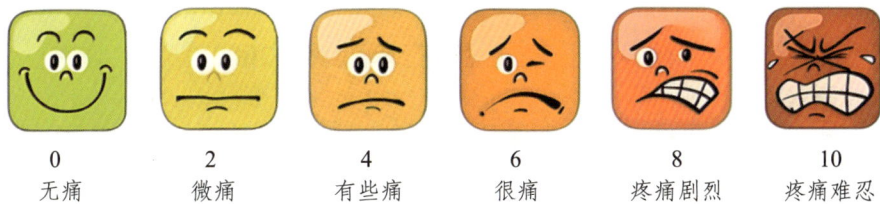

0	2	4	6	8	10
无痛	微痛	有些痛	很痛	疼痛剧烈	疼痛难忍

附图 2

附 9 营养风险筛查单（NRS2002）

姓名：　　　性别：　　　年龄：　　　科室：　　　　　床号：　　　　住院号：

	日期							
	时间							
	评估内容	分值						
疾病状态	骨盆骨折或者慢性疾病患者合并有以下疾病：肝硬化、慢性阻塞性肺病、长期血液透析、糖尿病、肿瘤	1分						
	腹部重大手术、中风、重症肺炎、血液系统肿瘤	2分						
	颅脑损伤、骨髓抑制、加护疾病（APACHE Ⅱ＞10分）	3分						
营养状态	正常营养状态	0分						
	3个月内体重减轻＞5%或最近1个星期进食量（与需要量相比）减少25%～50%	1分						
	2个月内体重减轻＞5%或最近1个星期进食量（与需要量相比）减少50%～75%	2分						
	1个月内体重减轻＞5%（或3个月内减轻＞15%）或BMI＜18.5或最近1个星期进食量（与需要量相比）减少75%～100%	3分						
年龄≥70岁	是	1分						
	否	0分						
	身高（cm）							
	体重（kg）							
	体重指数（BMI）							
	营养风险评分							
	护士签名							

附 10　静脉血栓风险评估表（Caprini）

姓名：　　性别：　　年龄：　　科室：　　床号：　　住院号：

	日期				
	时间				
基本情况	41～60岁（1分）				
	61～74岁（2分）				
	≥75岁（3分）				
	肥胖 BMI＞30（1分）				
	卧床，时间＜72小时，持续步行＜30步（1分）				
	卧床，时间≥72小时，持续步行＜30步（2分）				
现病史相关因素	下肢水肿（1分）				
	下肢静脉曲张（1分）				
	长期激素治疗（1分）				
	炎性肠病史（如克罗恩病）（1分）				
	严重肺病史（如慢性阻塞性肺疾病、肺气肿），包括哮喘（1分）				
	1个月内充血性心力衰竭（1分）				
	恶性肿瘤或化疗（2分）				
既往史及相关因素（1个月内或现在存在）	急性心肌梗死（1分）				
	脓毒症、败血症（1分）				
	近期手术，进行过全麻或局麻下≥45分钟的手术（1分）				
	经外周静脉穿刺的中心静脉导管（PICC）置管或中心静脉置管（2分）				
	石膏外固定或需限制下肢活动（2分）				
	静脉血栓栓塞症（VTE）病史或VTE家族史（3分）				

续表

既往史及相关因素（1个月内或现在存在）	急性脊髓损伤，瘫痪（5分）			
	严重创伤，如因车祸或坠落导致多处骨折（5分）			
	下肢关节置换术史（5分）			
	髋、骨盆或下肢骨折（5分）			
	需长期卧床的脑卒中（5分）			
手术因素（限于本次住院，只选1项）	计划小手术（时间<45分钟）（1分）			
	大型开放手术（时间≥45分钟）（2分）			
	腹腔镜或关节镜手术（时间≥45分钟）（2分）			
	大手术（时间持续2～3小时或以上）（2分）			
辅助检查相关因素	狼疮抗凝物阳性或抗心磷脂抗体阳性（3分）			
	血清同型半胱氨酸升高（3分）			
	肝素诱导血小板减少症（3分）			
	其他高凝状态：如血纤维蛋白原异常、红细胞增多症等（3分）			
	凝血酶原G20210A突变（3分）			
	凝血因子VLeiden突变（3分）			
女性患者相关因素	妊娠期或产后1个月内（1分）			
	原因不明的死胎史，复发性自然流产（≥3次），由于毒血症或发育受限原因早产（1分）			
	正在口服避孕药或其他药物避孕措施（1分）			

风险等级划分：0～1分为低危；2分为中危；3～4分为高危；≥5分为极高危。

附 11　静脉血栓风险评估护理表（Caprini）

姓名：　　　　性别：　　　　年龄：　　　　科室：　　　　　　床号：　　　　　住院号：

	护理措施	护理记录	护理记录	护理记录
基础预防	1.告知患者和家属有关预防静脉栓塞发生的相关知识			
	2.控制血糖及血脂，禁烟禁酒，避免吸二手烟			
	3.每天饮水量2000～2500mL（限制入量的患者除外）			
	4.指导低脂、高纤维素、易消化饮食，保持大便通畅			
	5.避免长期坐位，尽早下床活动15分钟/次，4～5次/天			
	6.主动踝泵运动、环绕运动、股四头肌舒缩运动15分钟/次，5～8次/天（平均1次/2小时）			
	7.瘫痪或麻醉未恢复患者协助被动活动肢体15分钟/次，5～8次/天			
	8.卧床患者抬高下肢，高于心脏水平20～30cm，腘窝处避免长时间受压			
	9.下肢保暖，尽量避免在下肢穿刺和输液，尤其是左下肢			
物理预防	1.穿抗血栓弹力袜			
	2.间歇性充气加压治疗			
	3.踩单车运动			
药物预防	1.按医嘱使用抗凝药物			
	2.加强巡视，观察出血征象			
	3.告知患者和家属药物的作用和注意事项			
	4.监测D-二聚体等实验指标			

护理措施		护理记录	护理记录	护理记录
高危患者护理观察	1. 监测血氧饱和度（%）			
	2. 观察下肢情况（左／右）			
	2.1 测量髌骨下缘 10cm 周径（cm）			
	2.2 测量髌骨上缘 10cm 周径（cm）			
	2.3 主观感觉麻痹			
	2.4 足背动脉搏动			
	2.5 下肢皮肤颜色			
	2.6 直腿伸踝试验（Homans 征）			
	2.7 下肢肿胀度			
血栓急性期	1. 指导患者绝对卧床休息 10～14 天			
	2. 患肢避免大幅度活动，抬高患肢高于心脏水平 20～30cm，鼓励踝泵运动			
	3. 患肢禁忌热敷、按摩、挤压，保持大便通畅			
	4. 观察有无出现胸闷、气促、咳嗽、咯血、意识障碍等心、脑、肺栓塞症状			
护士签名				

附 12　基本生活活动能力（BADL）量表（Barthel 指数）

姓名：　　　性别：　　　年龄：　　　科室：　　　　床号：　　　　住院号：

项目	日期	分数（分）					
	时间						
进食	可独立进食	10					
	需部分帮助	5					
	需极大帮助或留置胃管	0					
	完全依赖	—					
洗澡	准备好洗澡水后，可自己独立完成洗澡过程	5					
	在洗澡过程中需要他人帮助	0					
	需要极大帮助	0					
	完全依赖	—					
修饰	可自己独立完成	5					
	需要他人帮助	0					
	需要极大帮助	0					
	完全依赖	—					
穿衣	可独立完成	10					
	需部分帮助	5					
	需极大帮助或完全依赖别人	0					
	完全依赖	—					
控制大便	可控制大便	10					
	偶尔失控，或需要他人提示	5					
	完全失控	0					
	完全依赖	—					

控制小便	可控制小便	10					
	偶尔失控，或需要他人提示	5					
	完全失控，或留置导尿管	0					
	完全依赖	—					
如厕	可独立完成	10					
	需要部分帮助	5					
	需极大帮助	0					
	完全依赖	—					
床椅转移	可独立完成	15					
	需部分帮助	10					
	需极大帮助	5					
	完全依赖别人	0					
平地行走	可独立在平地行走45m	15					
	需部分帮助	10					
	需极大帮助	5					
	完全依赖别人	0					
上下楼梯	可独立上下楼梯	10					
	需部分帮助	5					
	需极大帮助	0					
	完全依赖	—					
总分（100）							
自理能力分级							
签名							

注：1. 使用范围：当患者存在意识、视力、听力、语言沟通、合作、四肢活动等方面的障碍及年老体弱等因素时，使用此表评估患者的自理和日常生活能力，为准确制定护理措施提供可靠依据。

2. 评价标准：100分表明患者可以完全自理，不需要照顾；61～99分表明患者轻度依赖；41～60分表明患者中度依赖；40分及以下表明患者重度依赖。

附录二　参考文献

［1］崔媛，陈泽林．欧洲拔罐疗法的发展与现状［J］.中华针灸电子杂志，2014（3）：134-136.

［2］程光兴，陈静子，陈泽林，等．中国拔罐疗法发展史简考［J］.中华针灸电子杂志，2012，1（3）：136-141.

［3］林梅，傅秋媛，何芬，等．一种陶土拔火罐的设计与应用［J］.中医外治杂志，2022，31（3）：127-128.

［4］崔慧先，李瑞锡．局部解剖学［M］.北京：人民卫生出版社，2018.

［5］沈雪勇，许能贵．经络腧穴学［M］.北京：人民卫生出版社，2012.

［6］陈晓红，周祖亮．"夹脊"与"夹脊穴"探析［J］.广西中医药大学学报，2020，23（3）：39-42.

［7］仇会玉，秦晓光，雒明栋．华佗夹脊穴临床应用研究进展［J］.中医药学报，2020，48（1）：67-71.

［8］崔承斌，王京京，吴中朝．从背俞穴与夹脊穴的关系论背俞功能［J］.中国针灸，2005，25（7）：483-486.

［9］邓铁涛．实用中医诊断学［M］.北京：人民卫生出版社，1988.

［10］中国针灸学会．针灸技术操作规范 第5部分：拔罐：GB/T 21709.5—2008［S］.北京：中国标准出版社，2008：1-4.

［11］袁宇红，赵敏，李涛，等．平衡火罐技术操作规范探析［J］.新中医，2023，55（3）：204-207.

［12］张金，金日霞．167例平衡火罐不良反应分析与对策探讨［J］.中医药导报，2019，25（19）：109-111.

［13］孔令文，黄光斌，易云峰，等．创伤性肋骨骨折手术治疗中国专家共识（2021版）［J］．中华创伤杂志，2021，37（10）：865-875.

［14］张启航，郑伟，杨铁，等．肋骨骨折治疗的研究现状与进展［J］．中外医学研究，2024，22（21）：181-184.

［15］闵红巍，刘克敏．继发性肩关节僵硬的诊断与治疗进展［J］．中华关节外科杂志，2014（3）：388-390.

［16］赵玉峰，彭海文．胸腰椎骨折的分类和手术治疗［J］．创伤外科杂志，2023，25（7）：481-484.

［17］中医康复临床实践指南·项痹（颈椎病）制定工作组．中医康复临床实践指南·项痹（颈椎病）［J］．康复学报，2020，30（5）：337-342.

［18］袁汉坤，罗军，黄金夜，等．中西医治疗富贵包的研究进展［J］．中国民间疗法，2021，29（18）：122-125.

［19］梁倩倩，张霆．肩周炎中西医结合诊疗专家共识［J］．世界中医药，2023，18（7）：911-917.

［20］林梅，傅秋媛，何芬．陶土罐与玻璃罐平衡火罐法治疗椎间盘源性腰痛疗效对比研究［J］．实用中医药杂志，2022，38（1）：115-117.

［21］中华医学会骨科学分会脊柱外科学组，中华医学会骨科学分会骨科康复学组．腰椎间盘突出症诊疗指南［J］．中华骨科杂志，2020，40（8）：477-487.

［22］中国医师协会骨科医师分会骨循环与骨坏死专业委员会，中华医学会骨科分会骨显微修复学组，国际骨循环学会中国区．中国成人股骨头坏死临床诊疗指南（2020）［J］．中华骨科杂志，2020，40（20）：1365-1376.

［23］唐均停．中医治疗股骨头坏死治疗指南［C］//中国民族医药学会，全国卫生产业企业管理协会，中国人生科学学会．中医药养生文化与健康产业交流大会暨中国民族医药学会民间医药分会成立大会论文集．［出版地不详］：［出版者不详］，2016：55-59.

［24］中华老年骨科与康复电子杂志编辑委员会．股骨头坏死保髋治疗指

南（2016版）［J］.中华老年骨科与康复电子杂志，2016，2（2）：65-70.

［25］中华医学会骨质疏松和骨矿盐疾病分会.原发性骨质疏松症诊疗指南（2022）［J］.中国全科医学，2023，26（14）：1671-1691.

［26］中国脊柱联盟中轴脊柱关节炎/强直性脊柱炎康复实践指南工作组，叶超群，朱剑，等.中轴脊柱关节炎/强直性脊柱炎康复实践指南（2023版）［J］.解放军医学杂志，2023，48（11）：1248-1259.

［27］张晓岚，白润娟，倪角角，等.温阳通督药物罐治疗肾虚督寒型强直性脊柱炎疗效观察［J］.西部中医药，2024，37（6）：138-141.

［28］李丽，于少泓，周霞，等.中医康复临床实践指南·儿童青少年特发性脊柱侧弯［J］.康复学报，2023，33（4）：295-302.

［29］中华医学会，中华医学会杂志社，中华医学会全科医学分会，等.急性上呼吸道感染基层诊疗指南（实践版·2018）［J］.中华全科医师杂志，2019，18（5）：427-430.

［30］中华医学会外科学分会结直肠外科学组.中国成人慢性便秘评估与外科处理临床实践指南（2022版）［J］.中华胃肠外科杂志，2022，25（1）：1-9.

［31］BERNSTEIN C N，FRIED M，KRABSHUIS J H，等.2010年世界胃肠病学组织关于炎症性肠病诊断和治疗的实践指南［J］.胃肠病学，2010，15（9）：548-558.

［32］姚实林，汪涛.胃肠病辨治初探［J］.安徽中医学院学报，2003，22（6）：7-9.

［33］王冬梅，张建平，李良，等.中医治疗心悸的现状及进展研究［J］.中国社区医师，2019，35（5）：7-8.

［34］李欣宇，孟紫嫣，朱美杰，等.中医治疗偏头痛研究进展［J］.中华养生保健，2023，41（22）：75-78.

［35］熊元，米博斌，闫晨晨，等.创伤骨科慢性难愈性创面诊疗指南（2023版）［J］.中华创伤杂志，2023，39（6）：481-493.

［36］张媛，郭锦丽，刘宏，等.慢性伤口患者创面操作性疼痛管理的最

佳证据总结［J］.中华护理杂志，2024，59（14）：1761–1768.

　　［37］齐宝鹏，郭靖雪，木其日.掌跖脓疱病的研究进展［J］.内蒙古医学杂志，2022，54（4）：450–453.

　　［38］中华医学会，中华医学会杂志社，中华医学会皮肤性病学分会，等.寻常痤疮基层诊疗指南（2023 年）［J］.中华全科医师杂志，2023，22（2）：138–145.

　　［39］中国中西医结合学会妇产科专业委员会.更年期综合征中西医结合诊治指南（2023 年版）［J］.中国实用妇科与产科杂志，2023，39（8）：799–808.

　　［40］中华中医药学会骨伤科分会膝痹病（膝骨关节炎）临床诊疗指南制定工作组.中医骨伤科临床诊疗指南·膝痹病（膝骨关节炎）［J］.康复学报，2019，29（3）：1–7.

　　［41］胡波.平衡火罐治疗脾虚泄泻临证举隅［J］.中国民族民间医药，2015，24（23）：35–36.

　　［42］中华医学会神经病学分会睡眠障碍学组.中国成人失眠诊断与治疗指南（2023 版）［J］.中华神经科杂志，2024，57（6）：560–584.

　　［43］中华医学会内分泌学分会.肥胖患者的长期体重管理及药物临床应用指南（2024 版）［J］.中华内分泌代谢杂志，2024，40（7）：545–564.

　　［44］王曾，焦宇文，陈帅，等.《IFSO 关于肥胖管理定义和临床实践指南的 2024 德尔菲共识》要点剖析［J］.手术电子杂志，2024，11（2）：1–6.

　　［45］TURNER-STOKES L，WADE D T，阎亦舒，等.NICE 关于慢性疲劳综合征的最新指南［J］.英国医学杂志中文版，2021，24（5）：241–243.

　　［46］于冰，解学星，胡倩倩，等.慢性疲劳综合征 / 肌痛性脑脊髓炎的治疗药物研究指南简介［J］.现代药物与临床，2014（8）：936–939.

　　［47］蒋荣鑫，易振佳，金益强.中风后遗症中医治疗研究进展［J］.湖南中医药导报，2002，8（5）：233–235.

　　［48］朱冉冉，王津翔，潘蓓，等.脑卒中中西医结合康复临床循证实践

指南［J］. 上海中医药杂志，2024，58（6）：1–11.

　　［49］迈尔斯. 解剖列车：徒手与动作治疗的肌筋膜经线［M］. 关玲，周维金，瓮长水，译. 3 版. 北京：军事医学科学出版社，2015.

跋

　　《陶土平衡火罐疗法》(简称《陶罐》)是编委会全体成员心血与智慧的结晶。本书撰写之路困难重重，幸得我院领导及各位同行的坚定支持与鼓励。在此，感谢南方医科大学李义凯教授团队，他们倾情指导并为本书绘制解剖图；感谢中华护理学会第二十七届理事会副理事长张素秋老师为本书撰写序言；感谢中华诗词协会黄碧云老师为本书赋诗；感谢平远县书法协会张宝寿会长为本书题字；同时，也感谢中国中医药出版社李昆主任、洪婧雯编辑的悉心指导。正是因为有了各方的帮助，我们得以心无旁骛、全力以赴，最终完成《陶罐》一书，使其与广大读者见面。

　　回望编写之路，我们感慨良多，恰似古人所言"轻舟已过万重山"。每一程虽历经艰难，但沿途的收获与成长，皆化作宝贵财富，激励着我们不断攀登学术高峰、追求卓越。特别值得强调的是，我们发现陶土平衡火罐疗法在筋骨病治疗领域潜力巨大，已然成为推动中医筋骨病治疗创新发展的重要力量。我们率先将其应用于部分筋骨病治疗，成效显著，在业界引发广泛关注。展望未来，我们满怀期待，期望将"陶土平衡火罐在筋骨病的运用"这一课题推向全国，与国内诸多医疗机构及专家学者携手合作，广泛收集临床案例，借助先进的科研方法，深入探究陶土平衡火罐疗法治疗筋骨病痛的机理，编撰一本关于治疗筋骨病痛的专著。

　　最后，我们诚挚邀请每位读者以开放的心态与批判性的思维，共同探索《陶罐》一书的内容。若此书能在您研习陶土平衡火罐疗法的实践中，成为指引方向的明灯，带来启迪与帮助，我们将深感荣幸；若您在阅读中产生不同见解或疑问，我们更视之为珍贵的反馈与进步契机，恳请读者直抒己见，不吝赐教。

杨匡洋　林梅

2024 年 12 月 3 日于佛山